MANUEL DU MÉDECIN PRATICIEN

LA PRATIQUE GYNÉCOLOGIQUE DANS LES HOPITAUX DE PARIS

AIDE-MÉMOIRE ET FORMULAIRE

DE THÉRAPEUTIQUE APPLIQUÉE

PAR

Le Professeur PAUL LEFERT

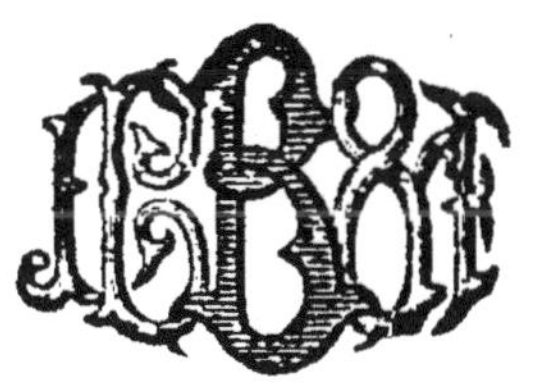

PARIS

[LIB]RAIRIE J.-B. BAILLIÈRE [E]T FILS

Rue Hautefeuille, 19, près le boulevard Saint-Germain

1896

LA PRATIQUE

GYNÉCOLOGIQUE

DANS LES HOPITAUX DE PARIS

MANUEL DU MÉDECIN PRATICIEN

LA PRATIQUE GYNÉCOLOGIQUE DANS LES HOPITAUX DE PARIS

AIDE-MÉMOIRE ET FORMULAIRE

DE THÉRAPEUTIQUE APPLIQUÉE

PAR

Le Professeur PAUL LEFERT

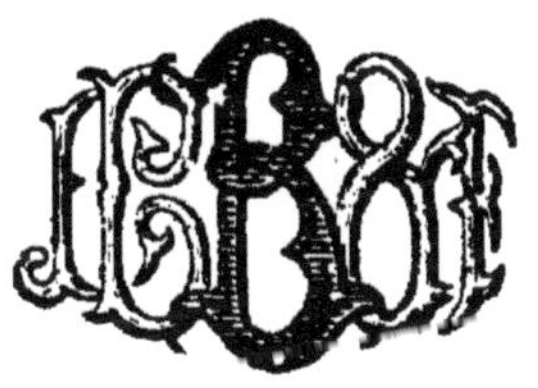

PARIS

LIBRAIRIE J.-B. BAILLIÈRE ET FILS

Rue Hautefeuille, 19, près le boulevard Saint-Germain

1896

PRÉFACE

Il nous a paru qu'il y avait utilité à présenter la *pratique* des gynécologistes des hôpitaux de Paris : MM. Auvard, P. Berger, Bouilly, Lucas Championnière, Chaput, Chéron, P. Delbet, Doléris, Duplay, Hartmann, Huchard, Le Dentu, Péan, Polaillon, S. Pozzi, Quenu, G. Richelot, Schwartz, Paul Segond, Félix Terrier, Terrillon, Tillaux, etc.

On trouvera traitées dans ce livre les questions, qui s'offrent chaque jour à l'observation de tout médecin et chirurgien : l'*asepsie* et *l'antisepsie gynécologique*, le *cancer du sein*, le *cancer de l'utérus*, la *castration*, le *curage* et le *curettage de l'utérus*, les *déformations* et les *déviations de l'utérus*, l'*électricité en gynécologie*, l'*endométrite*, les *fibromes utérins*, les *fistules*, l'*hystérectomie*, les *injections utérines* et *vaginales*, les *kystes de l'ovaire*, la *laparotomie*, le *massage de l'utérus*, les *métrites*, les *névralgies pelviennes*, les *ovaro-salpingites*, la *périnéorraphie*, le *prolapsus*, les *pyo-salpinx*, les *rétrodéviations*, les *salpingites*, la *subinvolution utérine*, les *suppurations pelviennes*, le *tamponnement de l'utérus et du vagin*, la *tuberculose de la trompe et de l'ovaire*, les *tumeurs de l'utérus et de ses annexes*, la *vaginite*.

Cet ouvrage, dû à la collaboration de 65 gynécologistes (médecins et chirurgiens des hôpitaux de Paris), renferme plus de 400 consultations sur les cas les plus nouveaux et les plus variés.

Il permet au médecin instruit de se rappeler

ce qu'il a vu, alors qu'étudiant il suivait les services hospitaliers de Paris; il permet à celui qui depuis longtemps s'est relégué dans la pratique, de se tenir au courant des nouvelles méthodes de traitement.

Le praticien est toujours certain, quel que soit son choix, de s'appuyer sur les conseils d'un confrère dont le nom fait autorité.

Sans doute, au lit du malade, l'état particulier de ce dernier a au moins autant de poids que le genre de maladie dont il est atteint; il n'en reste pas moins que chaque médecin a pour chaque maladie un ensemble de moyens formant un arsenal, dans lequel il puise incessamment, sauf à choisir l'agent qui s'adapte le mieux à la constitution propre du patient.

Pour faciliter les recherches et pour rendre le livre par cela même plus utile, nous l'avons complété par deux tables alphabétiques :

L'une par noms d'auteurs;

L'autre par ordre de matières.

De telle sorte que l'on peut à la fois avoir l'opinion de tel ou tel professeur sur les diverses questions qui sont à l'ordre du jour et en même temps passer en revue l'opinion des divers chefs de service sur un sujet déterminé.

Nous remercions ceux de nos savants maîtres qui ont bien voulu nous donner quelques notes inédites; elles ne pourront qu'augmenter l'intérêt de notre travail.

Paris, 15 juillet 1895. P. L.

LA PRATIQUE
GYNÉCOLOGIQUE

ABCÈS DU SEIN.

S. Duplay.

I. Traitement médical. — Au début, essayer la compression, les réfrigérants, les topiques résolutifs (onguent napolitain) ou calmants (cataplasmes antiseptiques) ; mais n'avoir en eux qu'une médiocre confiance.

II. Traitement chirurgical. — Inciser, dès qu'il y a de la fluctuation.

Autrefois, on n'ouvrait l'abcès qu'à la dernière extrémité, on le laissait même s'ouvrir seul. On redoutait alors l'érysipèle, les complications si fréquentes des plaies.

Aujourd'hui, ce qu'on doit surtout craindre, c'est de laisser, par une longue attente, les fusées purulentes traverser et détruire la glande. Des contre-ouvertures seraient alors nécessaires : ne pas les épargner, lorsque la malade vient vous trouver à la dernière limite avec des abcès ou des fistules multiples.

On a beaucoup insisté sur la direction rayonnée qu'il faudrait donner aux incisions de la région mammaire; cela n'a pas une si grande importance qu'on l'a dit et la lésion d'un conduit galactophore n'est que d'un intérêt secondaire.

Après la guérison de l'abcès, la glande ne reprendra pas de suite sa consistance normale ; elle est parfois dure comme du bois, pendant des semaines encore ; il peut même se faire une poussée aiguë, mais c'est rare ; le plus souvent, cette mammite chronique évolue lentement vers la guérison ; c'est alors que l'on retire d'une compression méthodique les plus grands avantages.

ADÉNOME MAMMAIRE.

J. Chéron.

Adénome bénin du sein. — Prescrire :

Extrait de digitale	4 gr.
Savon mou de potasse.	15 —
Axonge	45 —

M. S. A.

L'extrait de digitale et le savon mou de potasse, expérimentés isolément, donnent toujours des améliorations relativement rapides, mais l'association de ces deux puissants résolutifs fait plus que doubler l'efficacité de chacun d'eux.

AMÉNORRHÉE.

Constantin Paul.

Aménorrhée par défaut de sécrétion. — Si, par suite d'inflammation utérine, la fluxion cataméniale est trop intense, pratiquer une saignée générale ou locale, au moyen de sangsues sur le col utérin ou à la face interne des cuisses.

Si la fluxion est incomplète, la provoquer par des bains de pieds sinapisés, des fumigations vaginales aromatiques, des infusions de rue ou de safran.

Aménorrhée par défaut d'excrétion. — 1° Si l'aménorrhée tient à l'*inertie utérine*, prescrire des douches froides sur le bassin et les jambes, huit jours avant la fluxion.

Électriser l'utérus (un rhéophore sur le col, l'autre au-dessous de l'ombilic).

Faire des frictions générales.

2° S'il y a un *rétrécissement du col*, dilater cet orifice, avec une tige de laminaire, pratiquer la dilatation brusque, le débridement.

3° S'il y a une *déviation utérine*, la traiter.

Henri Huchard.

Aménorrhée des jeunes filles. — Associer le fer aux emménagogues; prescrire :

Tartrate ferrico-potassique		6 gr.
Extrait d'armoise.	} àà	2 —
— d'absinthe.		
Aloès socotrin pulvérisé. . 0 gr. 50 à		1 —
Essence d'anis.		III gouttes

F. S. A. cinquante pilules.— Deux à chaque repas.

J. Chéron.

Scarification du col utérin.

Si la maladie ne cède pas, application de sangsues sur le col.

Après la scarification ou l'application de sangsues, laver le col avec :

Résorcine.	3 gr.
Eau distillée.	125 —

ASEPSIE et ANTISEPSIE GYNÉCOLOGIQUES.

S. Duplay.

Avant tout examen important et avant toute opération, il faut rendre aseptiques la vulve, le vagin et l'utérus.

Asepsie du vagin et de la vulve. — Pendant cinq à six jours avant l'intervention, faire à la malade, deux fois par jour, une injection avec la solution de sublimé à 1/2000.

Deux jours avant le moment fixé pour l'exploration ou pour l'opération, faire un lavage avec la solution de sublimé à 1/2000, en ayant le soin d'exercer avec les doigts introduits dans le vagin des frictions assez énergiques.

Dans le cas où il existe des sécrétions abondantes, pour assurer la désinfection complète des parties les plus reculées du conduit vaginal, appliquer un spéculum et badigeonner les culs-de-sacs vaginaux avec un pinceau trempé dans une solution de sublimé à 1/1000 ; administrer une dernière douche avec la solution, puis procéder au *tamponnement* du vagin, soit avec de la ouate iodoformée, soit avec de la gaze iodoformée, sans toutefois serrer les tampons aussi fortement que lorsqu'il s'agit de combattre une hémorragie.

Lorsque le vagin est rempli jusqu'au niveau de l'orifice vulvaire, enlever le spéculum et appliquer sur la vulve une compresse de gaze, pliée en plusieurs doubles et trempée dans la solution de sublimé au 1/1000, la maintenir avec un bandage en T.

Renouveler ce tamponnement le lendemain, et

n'enlever ce second tamponnement qu'au moment d'intervenir.

A ce moment, les tampons étant retirés, pratiquer un grand lavage du vagin avec la solution du sublimé au 1/1000.

Dans nombre de cas, il sera utile de raser le pubis et les grandes lèvres ; laver ensuite les parties avec du savon, puis avec une solution de sublimé au 1/1000.

Lorsqu'on a suivi les pratiques indiquées, on peut considérer la vulve et le vagin comme aseptiques.

Asepsie de l'utérus. — I. DÉSINFECTION APRÈS DILATATION. — Pour désinfecter la cavité utérine, dilater préalablement le canal cervico-utérin ; l'asepsie complète de cette cavité n'est obtenue qu'après une dilatation très large, en employant de préférence des corps dilatants, qui, par leur mode de préparation, agissent eux-mêmes comme agents antiseptiques sur la cavité utérine. C'est à cela que l'on doit attribuer l'innocuité de ce mode de dilatation.

Une fois le col largement ouvert, laver la cavité utérine, en se servant d'une grosse sonde ordinaire ou mieux d'une sonde à double courant en caoutchouc durci, qu'on aura désinfectée.

Pratiquer des injections avec la solution de sublimé à 1/2000.

Puis, si l'on veut conserver l'utérus dilaté, pratiquer un pansement intra-utérin, selon le procédé de Vulliet, c'est-à-dire en bourrant la cavité de la matrice et du col avec des tampons de ouate ou de gaze iodoformée.

Si on ne tient pas à maintenir la dilatation, il suffira, le lavage antiseptique terminé, d'appliquer un tampon iodoformé sur le col.

Dans l'un ou l'autre cas, terminer par le tamponnement antiseptique du vagin.

II. DÉSINFECTION SANS DILATATION. — La désinfection de la cavité utérine peut, à la rigueur, se faire sans dilatation préalable du col, en injectant dans son intérieur une solution de sublimé au 1/2000, mais on ne peut pas être sûr de l'asepsie, comme lorsque le col est largement dilaté.

De plus, en l'absence d'une dilatation préalable du col, on pourrait craindre qu'une partie du liquide injecté ne fût retenue dans la cavité de la matrice, et qu'il n'en résultât des accidents, par suite de l'absorption du sublimé. Dans ces conditions, faire suivre l'injection intra-utérine de sublimé par un lavage avec de l'eau bouillie ou filtrée, additionnée de 6/1000 de sel marin.

Dujardin-Beaumetz.

Antisepsie. — Prescrire une solution de chloral à 10 pour 100;

Ou une solution de permanganate de potasse à 0 gr. 15 pour 800 grammes d'eau;

Ou une solution hydro-alcoolique d'iode iodurée à 5 pour 100.

Porak.

Antisepsie. — Prescrire en irrigation la solution d'iodure mercurique :

Biiodure de mercure..............	0 gr. 50
Iodure de potassium..............	15 —
Eau..........................	250 —

C'est le meilleur antiseptique en gynécologie.

Fernet.

Employer une solution de naphtol camphré.

Lucas Championnière.

Antisepsie. — Prescrire la poudre antiseptique :

Iodoforme....................	āā p. é.
Poudre de benjoin..............	
— de quinquina.................	
Carbonate de magnésie, saturé d'essence d'eucalyptus............	

Bouilly.

Antisepsie. — Prescrire des injections avec la liqueur de Van Swieten et des cautérisations avec une solution de nitrate d'argent à 1/30.

Terrillon.

Antisepsie. — Employer le tannin, en solution ou en pommade.

S. Pozzi.

Antisepsie. — Employer les solutions d'ichtyol de 5 à 7 pour 100.

Les pansements à la gaze iodoformée sont souvent très utiles en gynécologie, mais la gaze iodoformée que l'on trouve dans le commerce n'est pas toujours bien préparée.

Dans un grand service d'hôpital, il faut la faire fabriquer par une personne de confiance. On l'obtient en prenant une pièce de 10 mètres de gaze hydrophile ou sans apprêt (stérilisée à l'avance par l'ébullition ou mieux par le passage à l'autoclave à une température de 120°). On la découpe en morceaux de 1 mètre que l'on imprègne de la solution suivante :

Iodoforme......................	50 gr.
Glycérine......................	100 —
Éther..........................	100 —

Cette gaze est exprimée par le passage au laminoir, puis suspendue en l'air pour y sécher dans une pièce obscure, isolée, et chauffée à 30°. Elle est ensuite conservée dans des boîtes de fer blanc bien fermées.

L'iodoforme est excellent pour empêcher l'infection, mais ne peut guère la combattre. Il est très utile pour les pansements qui doivent rester en place pendant quelques jours.

Henri Huchard.

Antisepsie. — Injections à l'acide salicylique et au borax à 20 pour 100 de chaque.

Schwartz.

Asepsie du vagin. — Faire des irrigations pendant plusieurs jours avant l'intervention.

Les irrigations seront faites, la femme couchée, le siège légèrement élevé.

Le liquide des irrigations variera, suivant les cas : employer en général les solutions boriquées, saturées à 40 pour 1000, additionnées d'eau bouillie chaude par quantité égale, ou la liqueur de Van Swieten additionnée de 3 parties d'eau bouillie chaude (sublimé à 1 pour 4000).

Tamponner ensuite avec de la gaze iodoformée ou salolée.

Asepsie de l'utérus. — Pratiquer d'abord la dilatation, à l'aide de laminaires.

Lorsque l'utérus sera bien ouvert, y faire des injections antiseptiques.

On peut encore introduire dans l'utérus des mèches de gaze aseptique, imbibées d'une solution de chlorure de zinc au 1/12 ou au 1/20.

APPENDICULITE CHEZ LA FEMME.

Richelot.

Le pronostic de la maladie livrée à elle-même est d'une extrême gravité.

L'intervention chirurgicale doit être hardie et précoce; plus l'on se hâte, plus l'opération se rapproche par sa bénignité relative des opérations pratiquées sur les annexes.

BLENNORRAGIE CHEZ LA FEMME.

Alf. Fournier, Mauriac, Jullien, Humbert, Du Castel, Balzer.

Amener au contact de la muqueuse enflammée un médicament destiné à faire tomber les phénomènes inflammatoires, à provoquer la mort du gonococcus.

Les agents thérapeutiques qui donnent les meilleurs résultats sont : le copahu, le cubèbe, les injections astringentes (1).

CALCULS URINAIRES CHEZ LA FEMME.

Félix Guyon.

TRAITEMENT PAR LA LITHOTRITIE. — La lithotritie chez la femme diffère de la lithotritie chez l'homme.

D'abord l'opération est beaucoup plus difficile chez la femme. Cette affirmation a besoin d'explication, car, au premier abord, elle peut sembler paradoxale.

(1) Voyez Lefert, *La pratique des maladies des voies urinaires*, article *Blennorragie*, et *La pratique syphiligraphique*, article *Blennorragie*.

L'introduction des instruments est, en effet, facile chez la femme, mais la grande difficulté réside dans la vessie. Ou bien elle est douloureuse et se laisse difficilement distendre, ou bien, au contraire, elle est trop distensible.

Chez l'homme, c'est en arrière de la prostate qu'on trouve le plus souvent le calcul. Dans ce cas, on opère presque sans changer le lithotriteur de place. On reste donc dans un champ opératoire bien limité. Au contraire, chez la femme, la vessie ne présente pas, à sa partie inférieure, de région nettement constituée. On n'y trouve pas le bas-fond qui existe dans la vessie de l'homme. Aussi, tandis que, chez ce dernier, le calcul siège presque toujours au niveau de ce bas-fond, chez la femme, on peut le rencontrer en un point quelconque de la vessie.

Il faut donc, chez elle, se créer un champ opératoire et, pour cela, on est obligé de déprimer la paroi vésicale en un point plus ou moins voisin du col, afin d'y amener le calcul, le saisir et le broyer. Sur une vessie saine, il est facile de produire cette dépression. Il suffit, pour y arriver, d'appuyer la coudure de l'instrument sur la paroi inférieure de la vessie. Mais, quand la malade a de la cystite, cette manœuvre peut être rendue très difficile. Il faut alors se contenter de saisir primitivement le calcul. Puis on l'amène en bas et on le broie.

Enfin, dans quelques cas, il peut arriver que le calcul reste fixé sur un point de la vessie, parfois même, circonstance fâcheuse, sur la paroi supérieure de l'organe, pendant toute la durée de l'opération. C'est même en ce point que, pendant le cours de celle-ci, on est obligé d'aller chercher les fragments. Ces difficultés se rencontrent surtout lorsqu'on opère sur une vessie dont les parois ont une grande tendance à se rapprocher comme les parois d'un portefeuille. Il est inutile d'insister pour montrer combien l'opération devient délicate.

Toutes les fois qu'il faut chercher le calcul, la lithotritie est difficile. Chez l'homme, à l'âge où on fait en général la lithotritie, le développement de la prostate, bien loin de constituer une complication, n'est pas sans utilité. C'est lui qui, en grande partie, contribue à permettre à cette opération de rester dans la pratique.

En résumé, les temps de la lithotritie, chez la femme, sont au nombre de cinq :

1° Introduire l'instrument ;

2° Créer un champ opératoire, un bas-fond artificiel, en déprimant le fond de la vessie avec le talon du lithotriteur;

3° Saisir le calcul ;

4° Le fixer une fois que la prise est reconnue bonne par les contacts multipliés de la pierre entre les mors du lithotriteur ;

5° Broyer le calcul, évacuer les fragments.

A part le deuxième temps, qui constitue chez la femme les difficultés de la lithotritie (par suite de l'absence de bas fond, le calcul change constamment de place), les autres temps sont les mêmes que chez l'homme.

Les résultats des opérations sont aussi bons dans les deux sexes. On obtient la guérison sans fièvre en peu de jours.

G. Bouilly.

I. Chez les petites filles. — 1° Si le calcul est friable, recourir à la lithotritie.

2° S'il est petit et non friable, pratiquer la taille urétrale.

3° S'il est volumineux, pratiquer la taille sus-pubienne.

II. CHEZ L'ADULTE. -- Faire la lithotritie.

Dans le cas où la lithotritie est impossible, si le calcul ne dépasse pas 1 centim. 5 de diamètre, pratiquer la dilatation de l'urètre.

Si le calcul dépasse ce volume, faire la taille vaginale et la suture immédiate.

CANCER DE LA CLOISON RECTO-VAGINALE.

Verneuil.

Premier temps. — Ponction avec un trocart courbe, au niveau de la commissure antérieure de l'anus. On passe au-dessus du périnée, de manière à le laisser intact. On conduit la pointe du trocart dans le vagin, au-dessous de la tumeur.

On fait ensuite ressortir le trocart par l'anus, après l'avoir fait passer au-dessus des limites du mal.

On passe une chaîne d'écraseur, section verticale antérieure de la tumeur.

Deuxième temps. — Incision verticale de 4 centimètres au niveau du coccyx, dénudation, résection de cet os.

Puis avec un trocart, on fait une ponction au niveau de l'extrémité supérieure de la région coccygienne, en passant au-dessus de la tumeur.

On passe une chaîne d'écraseur, on fait la section verticale postérieure. La tumeur se trouve ainsi divisée en deux moitiés latérales.

Troisième temps. — Incision elliptique au galvanocautère, occupant l'épaisseur de la peau et cernant la circonférence du rectum. Cette incision est prolongée jusqu'au niveau des limites supérieures du mal.

Quatrième temps. — Section des deux pédicules latéraux avec l'écraseur.

CANCER DU COL DE L'UTÉRUS.

Terrillon.

I. TRAITEMENT DE LA TUMEUR. — Plusieurs procédés :

1° Cautérisation par le fer rouge, par l'acide chromique, par le perchlorure de fer.

Ces procédés sont bons surtout contre les hémorragies : on n'atteint ainsi que les parties superficielles.

2° Destruction par les flèches de Canquoin, les injections de chlorure de zinc.

Ce sont là des procédés infidèles et dangereux.

3° Ablation par le grattage, surtout pour la forme ulcéreuse. Aller jusqu'au tissu sain, qui est dur. Faire l'évidement conoïde du col.

L'opération donne beaucoup de sang, mais l'hémorragie s'arrête quand on atteint le tissu sain;

4° Ablation avec des ciseaux courbes ou avec le thermo ou le galvanocautère.

Ces procédés sont bons pour la forme infiltrée.

L'anse galvanique constitue le procédé de choix.

II. TRAITEMENT DES ACCIDENTS. — S'il est impossible d'enlever la tumeur, combattre les accidents.

1° Contre les *hémorragies* : cautérisations à l'acide chromique; injections vaginales avec du perchlorure de fer étendu de 5 fois son volume d'eau; ergot de seigle ou injections sous-cutanées d'ergotine.

2° Contre la *mauvaise odeur* : injections phéniquées à 1 pour 100, acide thymique à 2 pour 100, chloral à 2 pour 100, permanganate de potasse à 5 pour 100.

3° Contre les *douleurs* : suppositoires avec 3 centigrammes d'extrait de belladone; chloral; morphine.

Richelot.

Il faut rejeter l'*hystérectomie partielle*, parce que très souvent, lorsqu'il y a cancer du col, il y a en même temps des noyaux cancéreux dans le corps de l'utérus.

Bouilly.

Pratiquer l'*hystérectomie vaginale*; c'est la meilleure opération qu'il soit possible de faire (1).

L'*hystérectomie partielle* ne donne que des résultats déplorables. Le seul argument que l'on puisse fournir en sa faveur, c'est sa bénignité. Toutes les fois qu'il est impossible d'enlever tout le cancer, il faut s'abstenir de pratiquer une intervention.

L'*hystérectomie totale* sera faite toutes les fois que le cancer est localisé à l'utérus. Dans ces conditions, l'ablation totale de la matrice peut donner des résultats assez satisfaisants.

Faire l'ablation du col par le vagin et faire ensuite une laparotomie pour pratiquer l'extraction du fibrome; faire en quelque sorte deux hystérectomies, l'une abdominale, l'autre vaginale. Isoler le moignon utérin et le réséquer complètement.

CANCER DU SEIN.

Verneuil.

Dans les cancers du sein déjà ulcérés et dégageant une odeur infecte, faire des pulvérisations phéniquées deux ou trois fois par jour, la durée de chaque séance

(1) Voyez *Hystérectomie*, p. 110.

sera de vingt minutes. Les phénomènes douloureux diminuent et l'odeur disparait.

Enlever la tumeur au thermocautère.

Gratter la cavité purulente qui existe sous la mamelle, puis la soumettre aux pulvérisations. On obtient la cicatrisation complète.

Kirmisson.

Au lieu de se contenter de circonscrire par deux incisions demi-circulaires une ellipse dans laquelle se trouve comprise la tumeur à extirper, il est préférable de prolonger en dehors l'incision, le long du bord inférieur du grand pectoral, jusqu'à la cavité axillaire. La tumeur est d'abord isolée de toutes ses connexions, ou mieux, la mamelle tout entière est disséquée ; car dans tous les cas de tumeur maligne du sein, c'est la glande entière, et non le néoplasme seul, qu'il s'agit d'extirper.

Mais on la laisse appendue au tissu cellulo-graisseux qui s'étend en dehors, le long du muscle grand pectoral. C'est, en effet, dans l'épaisseur de ce tissu cellulaire que cheminent les vaisseaux lymphatiques allant de la mamelle aux ganglions axillaires.

Ce tissu cellulo-graisseux est disséqué à son tour; arrivé dans la cavité axillaire, il devient extrêmement mollasse, peu adhérent aux parties voisines, et se laisse facilement décoller avec le doigt. Cette circonstance anatomique permet de constituer facilement à la tumeur un véritable pédicule, par lequel elle est appendue aux rameaux vasculaires qui se jettent dans la veine et dans l'artère axillaires.

Rien n'est plus facile que de placer une ligature sur ce pédicule, et d'exciser, au-dessous de la ligature, les parties à retrancher. On enlève ainsi d'un seul bloc la tumeur, les vaisseaux et les ganglions lymphatiques, formant un tout continu.

Jules Chéron.

La nature microbienne des tumeurs cancéreuses rend légitime et logique le traitement du cancer du sein par les injections, dans le tissu morbide lui-même, d'un antiseptique puissant comme le bichlorure de mercure.

Faire, chaque jour, deux à trois injections interstitielles (de 1 centimètre cube chacune) de liqueur de Van Swieten. On prend les précautions antiseptiques les plus rigoureuses.

Ces injections ne sont, pour ainsi dire, pas douloureuses ; elles ne produisent pas de réaction locale, si l'on espace les piqûres de 1 centimètre l'une de l'autre.

Employer la liqueur de Van Swieten stérilisée à l'étuve, pour mettre à l'abri de tout accident ; on n'a pas la moindre menace d'abcès, tout en faisant jusqu'à deux cents injections interstitielles de 1 gramme dans un seul sein.

CANCER DE L'UTÉRUS.

Félix Terrier et Henri Hartmann.

L'*hystérectomie vaginale* incomplète ne donne pas de résultats inférieurs à ceux de toutes les opérations incomplètes. Pratiquée pour le cancer de l'utérus, elle donne une fréquente récidive (70 p. 100); toutefois on a pu guérir des malades (30 p. 100), car l'affection n'a pas récidivé au bout de deux ans et neuf mois.

L'*hystérectomie sacrée* est une opération plus difficile, plus longue et plus grave que l'*hystérectomie vaginale*. Elle est cependant indiquée dans les cas de cancers volumineux et adhérents, surtout lorsque le vagin est rétréci et scléreux (1).

Constantin Paul.

Prescrire :

Beurre de cacao	11 gr.
Cérat blanc	7 —
Hydrate de chloral	6 —

F. S. A. six suppositoires.

Introduire ces suppositoires dans le vagin.

S'il survient de l'irritation, on diminue de moitié la dose de chloral.

Bouilly.

L'*ablation partielle* ne donne jamais que des résultats déplorables.

Recourir à l'*hystérectomie vaginale* totale, faute de mieux, quand le cancer sera limité à une partie quelconque de l'utérus.

S'abstenir, quand la totalité de l'organe est envahie.

Richelot.

L'*hystérectomie vaginale*, dans les cas de cancer vraiment opérables, est une opération très bénigne, quoi qu'on en ait dit ; elle est facile, quand l'utérus est abaissable, ce qui est le cas ordinaire.

Et alors même qu'il est immobile, adhérent par suite de propagations cancéreuses aux organes voisins ou de lésions inflammatoires, il est encore aisé de

(1) Voyez *Hystérectomie sacrée*, p. 113.

l'enlever par morcellement. Quelle est, d'ailleurs, l'opération qui ne donne pas une mortalité, comparable à celle de l'hystérectomie vaginale?

Schwartz.

Lorsque l'on suspecte l'envahissement de la vessie et du rectum, avoir recours à la sonde vésicale, en prenant le doigt comme guide.

Si, malgré ces précautions, on arrive à perforer la paroi postérieure de l'utérus, saisir les bords de la déchirure avec une longue pince à griffes, les réunir à l'aide de quatre sutures au catgut, cautériser au fer rouge la plaie résultant du curage.

N'appliquer des tampons de chlorure de zinc à 1/10 que s'il y a un écoulement sanguin assez abondant et persistant, malgré l'application d'un tampon pendant quelques instants.

CASTRATION UTÉRO-OVARIENNE.

Pozzi.

Il ne suffit pas que l'ovaire soit très douloureux, pour qu'on soit certain qu'il est le point de départ de la maladie : on connait l'*ovarie* des hystériques; de plus, il peut exister chez toutes les femmes des douleurs névralgiques ayant une origine centrale, avec irradiations centrifuges.

On a objecté que, la castration étant très bénigne dans les cas où l'ovaire n'est pas malade, et la douleur étant atroce, beaucoup de malades consentiront à une opération qui peut leur offrir des chances même incertaines de guérison. Elle aurait du moins l'effet d'abolir l'exaspération constante qui se produit au moment de la menstruation.

La grande préoccupation de l'opérateur ne doit pas tant être de savoir si l'ovaire qu'il va enlever présente une lésion *anatomique* que de s'assurer qu'il est le point de départ *physiologique* des accidents; l'examen des signes rationnels prime ici l'examen physique. Mais il faut avouer qu'il est extrêmement difficile de se prononcer, et, à moins d'une conviction bien arrêtée, un chirurgien consciencieux reculera toujours devant une opération, qui, lorsqu'elle est inutile, constitue une véritable mutilation, bien plus grave, au point de vue social, que l'amputation d'un membre.

Ed. Schwartz.

Toutes les fois qu'il s'agit des lésions annexielles nettement bilatérales, pratiquer la castration utéro-ovarienne par la voie vaginale; cette opération donne le plus de garanties au point de vue de la bénignité et de l'efficacité thérapeutique.

CATARRHE GLANDULAIRE DU COL.

Reynier.

Le catarrhe du col est sous la dépendance d'un état général, tel que le lymphatisme; il est fréquent de constater chez les malades de la blépharite chronique, de l'angine glandulaire et diverses autres manifestations du lymphatisme. Les microbes ne jouent donc pas un rôle pathogénique unique dans sa production.

I. Traitement chirurgical. — La dilatation du col donne d'excellents résultats au point de vue thérapeutique.

II. Traitement médical. — Les eaux chlorurées

sodiques constituent un traitement adjuvant excellent, en modifiant la constitution des malades.

CHANCRE CHEZ LA FEMME.

Fournier, Du Castel, Terrillon, Balzer.

Détruire l'ulcération, véritable foyer d'infection : chercher à modifier la surface de l'ulcération et à la transformer en une plaie simple, que l'on traitera par les antiseptiques (1).

COCCYGODYNIE.

Auvard.

I. Traitement médical. — Employer l'électricité soit faradique, soit galvanique :

1° *L'électricité faradique*, en mettant un pôle dans le rectum et en promenant l'autre sur la surface sacro-coccygienne.

2° *L'électricité galvanique*, en plaçant les pôles de même et en faisant des renversements de courant.

Le massage n'est pas inutile; il sera pratiqué soit à travers la peau, sur le pourtour du coccyx, soit par un doigt introduit dans le vagin ou le rectum.

Compléter le traitement par l'hydrothérapie.

II. Traitement chirurgical. — En cas d'échec, recourir à la résection du coccyx.

(1) Voyez Paul Lefert, *La pratique syphiligraphique*, article *Chancre*.

COLPOPEXIE.

Picqué.

Colpopexie indirecte. — I. Soins préliminaires. — La veille, purger et donner un bain alcalin. Raser le pubis, puis laver au savon ; appliquer des compresses antiseptiques pendant la nuit.

Transporter la malade sur le lit opératoire, l'endormir au chloroforme.

Pendant ce temps, vider la vessie, et procéder à la toilette du champ opératoire par un lavage au savon, puis à l'éther, enfin au sublimé à 1/1000.

II. Procédé opératoire. — *Premier temps.* — L'orifice externe du trajet inguinal est recherché par le procédé ordinaire; cette recherche est facile, en s'appuyant sur la situation de l'épine du pubis comme point de repère.

Deuxième temps. — Soulèvement du peloton adipeux. — Le ligament rond ou les fibrilles qui le terminent sont mis à nu et fixés par des pinces : ce temps est délicat et doit être exécuté avec précaution. Une traction douce doit être exercée sur ce ligament, pour amener dans le champ opératoire sa portion terminale résistante. Le relâchement des piliers rend la manœuvre facile. En cas d'hésitation, inciser franchement la paroi antérieure du trajet; placer une deuxième pince sur le ligament.

Faire la même recherche sur le côté opposé.

Troisième temps. — Le fascia transversalis et le péritoine sont effondrés avec la sonde cannelée.

Quatrième temps. — Attirer doucement le ligament rond. Le prolapsus a été préablement réduit, et cette réduction suffit pour assurer la manœuvre.

L'aide qui, dans le procédé ordinaire, a mission de

soutenir l'utérus, avec une main placée dans le vagin n'a pas ici d'utilité.

Par la traction, l'ovaire vient ordinairement faire saillie dans la plaie, il faut le réduire.

Cinquième temps. — Placer trois fils dans la corne utérine et les fixer aux piliers, comme dans le procédé d'Alexander.

Faire de préférence un surjet à l'aide d'un catgut résistant ou d'un fil de soie de Czerny; un deuxième surjet au catgut réunit les parties molles sous-jacentes à la peau et la peau elle-même. Du côté opposé, la même manœuvre amène l'angle utérin dans la plaie : lorsque, avec le doigt introduit dans la plaie, on s'est rendu compte que l'utérus est fixé contre le pubis, et que le ligament large est tendu par la traction, le chirurgien fixe dans la plaie la portion de ce ligament qui se trouve en rapport avec elle : c'est, ou le ligament rond ou le ligament utéro-ovarien qu'il faut y fixer, avec un surjet de catgut ou de soie, comme il a été dit plus haut : les parties molles et la peau sont suturées de même.

Faire le pansement avec de la gaze iodoformée, présentée en paquets au chirurgien et ouverts par lui.

On le termine au moyen de coton hydrophile aseptique; un double spica de l'aine, fait avec des bandes de tarlatane mouillées, puis exprimées, en assure le maintien.

III. Soins consécutifs. — Lorsque aucune complication ne survient, quand la température ne dépasse pas la normale, le pansement est laissé en place jusqu'au neuvième jour.

A ce moment, enlever les points de suture superficiels, et appliquer un pansement occlusif très léger.

La malade a été préalablement constipée, de façon à ce qu'elle n'aille à la garde-robe que quatre à cinq jours après l'opération. On évite ainsi les efforts qui pourraient causer la désunion des sutures profondes.

Sonder la malade, matin et soir, et recommander le repos le plus absolu.

Ne permettre aux opérées de se lever qu'au bout de six semaines.

Après ce laps de temps, la cicatrisation est complète, il n'y a aucune crainte de désunion (1).

COLPORRAPHIE.

G. Richelot.

Opérer simplement, en méprisant les sutures à étages, les avivements compliqués.

Chercher à enlever assez d'étoffe et à rétrécir suffisamment le conduit vaginal.

S'il y a des récidives, faire des colporraphies secondaires et finalement on obtient de bons résultats.

CONGESTION UTÉRINE.

Jules Chéron.

L'usage continu des bromures est d'une grande utilité dans tous les états congestifs de l'appareil utéro-ovarien :

Le bromure de sodium agit surtout sur la nutrition générale.

Le bromure d'ammonium est spécialement utile dans les excitations cérébrales.

Le bromure de potassium est le meilleur modérateur du pouvoir excito-moteur de la moelle.

Pour éteindre les réflexes partis de la sphère génitale, pour combattre la paralysie vaso-motrice de

(1) Voyez, *Perineorraphie*, p. 191.

la moelle lombaire et du sympathique de la même région, en un mot, pour faire cesser la congestion utérine, aussi bien que les troubles réflexes, dont la métrite chronique est le point de départ, donner la préférence au bromure de potassium, en le prescrivant ainsi :

Bromure de potassium.	20 gr.
Eau distillée.	300 —

Prendre une cuillerée à bouche ou un verre à liqueur, après chacun des deux principaux repas.

Le médicament devant être employé d'une façon continue pendant plusieurs mois, ne pas dépasser la dose de 2 grammes par jour.

Il n'y a pas lieu d'associer le bromure de sodium et le bromure d'ammonium au bromure de potassium.

Auvard.

I. Traitement médical. — 1° Employer l'électricité galvanique. Appliquer un pôle sur le col et l'autre sur l'abdomen.

2° Faire des scarifications du col.

3° Pratiquer régulièrement l'hydrothérapie.

II. Traitement chirurgical. — En cas d'échec, recourir soit à l'ablation des annexes, soit à l'enlèvement de l'utérus.

CORPS ÉTRANGERS DE LA VESSIE.

Bouilly.

Commencer par faire la dilatation de l'urètre.

Si on ne peut pas retirer le corps étranger, pratiquer la taille vaginale, suivie de suture immediate ou consécutive de la vessie.

CURAGE et CURETTAGE DE L'UTÉRUS.

Terrillon.

Le curage consiste à réséquer toutes les parties exubérantes de la muqueuse malade.

I. Instruments. — Le curage de l'utérus se fait avec des curettes de divers modèles.

II. Manuel opératoire. — La dilatation utérine doit être suffisante pour permettre le jeu de l'instrument dans la cavité.

Enlever les fongosités au ras du tissu sain le plus complètement possible, jusqu'à ce que la curette ne ramène aucun débris de la muqueuse, jusqu'à ce que les tissus crient sous l'instrument.

Pendant l'opération, laver la cavité utérine au moyen d'une sonde à double courant, et introduire de petits tampons aseptiques, montés sur une pince, pour nettoyer la muqueuse.

Le curage de l'utérus ne provoque qu'une hémorragie insignifiante En effet, on n'attaque pas de gros vaisseaux; on enlève au contraire les bourgeons vasculaires de la muqueuse devenue friable et qui étaient la cause des hémorragies perpétuelles de l'endométrite; plus on gratte le tissu utérin, moins il a tendance à saigner, et tout écoulement sanguin s'arrête dès que le curage est terminé.

III. Pansement consécutif. — Après que l'abrasion de la muqueuse a été jugée complète, faire le tamponnement de la cavité utérine avec une mèche de gaze iodoformée stérilisée à l'étuve, pour maintenir une certaine dilatation de l'utérus et éviter l'infection de la plaie.

Le pansement de l'utérus est refait tous les quatre ou cinq jours.

IV. Résultats. — Le curage de l'utérus détermine une très grande modification dans la constitution de la muqueuse malade.

Par la plaie qu'il provoque à la surface interne de l'utérus, il favorise le retrait cicatriciel des parties malades, vaisseaux, glandes.

Par l'abrasion des bourgeons fongueux, il supprime l'hémorragie et diminue l'écoulement purulent.

Bouilly.

I. Indications. — 1° Les pertes sanguines;

2° Les pertes blanches abondantes;

3° Les douleurs pelviennes sacrées, au moment des règles ou entre les règles.

Les douleurs ne sont jamais, à elles seules, une indication.

II. Traitement préparatoire. — Dilater à la laminaire en quarante-huit heures, avec deux tiges, dont la première est fort petite et est changée au bout de vingt-quatre heures. De la sorte, les douleurs sont à peu près nulles : à peine une heure ou deux heures de petites tranchées, et souvent rien du tout.

III. Manuel opératoire. — Opérer sous le chloroforme; on agit avec moins de précipitation.

Faire l'antisepsie vaginale, abaisser l'utérus et le curer.

Faire ensuite, à l'aide d'une seringue de Braune, une injection de teinture d'iode ou de glycérine créosotée, pour la *métrite muco-purulente*; une injection de chlorure de zinc, pour la *métrite hémorragique*.

IV. Pansement consécutif. — Pendant les premiers jours, faire un tamponnement antiseptique du vagin, et ne le supprimer que tard, car bien des récidives ne sont que des réinoculations.

Schwartz.

Quand il n'y a pas de lésions des annexes, ne pas chloroformer les malades et se contenter de l'anesthésie à la cocaïne.

Commencer par dilater l'organe avec une laminaire.

Celle-ci étant enlevée, laver le vagin avec une solution antiseptique de sublimé à 1/1000.

Saisir avec un pince la lèvre antérieure du col et abaisser le col, introduire alors dans l'utérus une tige métallique malléable, autour de laquelle est enroulé un tampon de ouate hydrophile, imbibé d'une solution de cocaïne à 1/10. Laisser cette tige en place deux minutes et demie, la remplacer par une nouvelle tige, la laisser un temps égal et enfin la remplacer par une troisième, qui reste deux minutes. La durée de l'application peut même être poussée jusqu'à dix minutes.

Placer aussi un tampon cocaïné sur le col lui-même et dans les culs-de-sac.

Procéder alors au curage lui-même, en ne se servant que de curettes mousses et en ayant soin de bien laver la cavité utérine, à l'aide d'une sonde à double courant.

Terminer par l'emploi de l'écouvillon de Doléris.

Il est souvent utile de finir en cautérisant toute la cavité avec une solution de créosote au 1/10.

On applique ensuite un pansement iodoformé.

Doléris.

I. Technique. — Chloroformer la malade.

Placer la femme dans la position obstétricale, le siège débordant le lit, les jambes écartées.

Faire le lavage du vagin avec la liqueur de Van Swieten dédoublée.

Abaisser l'utérus. Avec l'index gauche, aller à la recherche du col et le fixer par le doigt ; saisir le bord antérieur du col avec la main droite armée d'une longue pince à griffe. Retirer l'index gauche ; placer la main gauche sur le fond de l'utérus qu'elle déprime.

Si le col n'est pas dilatable, le dilater avec un dilatateur métallique. Déprimer le périnée et la paroi postérieure du vagin avec une valve de Sims.

Le col ouvert, faire avec une sonde à double courant un lavage intra-utérin à la liqueur de Van Swieten dédoublée.

Procéder au curage avec la curette de Récamier ; gratter jusqu'à ce que la curette ne ramène plus rien.

Faire un nouveau lavage.

II. Résultats de l'opération. — De même que dans la menstruation et l'accouchement, on voit la muqueuse se régénérer, se renouveler et retrouver ses aptitudes fonctionnelles, de même après le curettage, la muqueuse utérine se régénère. Cette opération réalise le but le plus élevé que le praticien puisse atteindre, *la restauration de la fonction lorsqu'elle est compromise.*

Le curettage se borne, à l'encontre des cautérisations, à supprimer une muqueuse malade, et comme il ne détruit pas les couches choriales profondes, comme il ne produit pas de suppuration, il laisse le champ libre à la reproduction d'une muqueuse nouvelle, reconstituée dans un milieu aseptique et douée de toutes les propriétés de la muqueuse primitive.

Auvard.

Curage et perforation utérine. — On admet généralement que les perforations utérines survenant parfois à la suite de l'opération du curettage sont produites par la curette qui, maniée d'une façon trop énergique, transperce la paroi de l'utérus. Sans qu'il soit possible de nier ce mécanisme de la perforation, il est excessivement rare.

Ce n'est pas la curette qui perfore l'utérus, elle ne fait que pénétrer dans une perforation déjà existante.

C'est le dilatateur, dont on se sert préalablement, qui fait tout le mal. De tous les dilatateurs, celui à trois branches serait le plus dangereux. Il est le dilatateur-perforateur par excellence. Mais le dilatateur à deux branches est également capable de produire la perforation utérine.

Il faut donc renoncer à l'emploi des dilatateurs dans l'opération du curettage.

Le jour où on ne dilatera plus l'utérus avec les dilatateurs à trois ou à deux branches, la perforation utérine disparaitra de la gynécologie opératoire.

Il va de soi que ce raisonnement ne se rapporte qu'à l'utérus en dehors de la puerpéralité, car il ne serait pas exact si on voulait l'appliquer à l'utérus puerpéral.

Il faut commencer par l'application d'une ou plusieurs tiges de laminaires et, si la dilatation est insuffisante, la compléter, au moment de l'opération, à l'aide des bougies de Hegar.

Chaput.

I. Soins préparatoires. — Les poils vulvaires sont coupés court avec des ciseaux, on savonne et on brosse vigoureusement, non seulement la vulve mais encore le vagin. La toilette est terminée après l'irrigation au sublimé et l'application de compresses aseptiques sur les côtés de la vulve.

Après avoir placé deux valves et abaissé le col avec une érigne, on prépare la dilatation de l'utérus, par l'introduction d'une laminaire, et on la complète avec le dilatateur de Sims.

II. Instruments. — En fait de curettes, préférer celles de Simon à cuiller arrondie, avec lesquelles une perforation est à peu près impossible; certaines petites curettes de Récamier, étroites et pointues, perforent l'utérus aussi facilement qu'un stylet. Les curettes fenêtrées, les curettes mousses (Pozzi), les curettes irrigatrices, qui sont plutôt une complication, ne présentent aucun avantage.

III. Technique. — La curette est introduite jusqu'au fond de l'utérus, dont on racle la muqueuse du haut en bas, vigoureusement, jusqu'à ce qu'on perçoive le bruit de l'instrument sur le muscle utérin (*cri utérin*).

Ce travail doit se faire en trois temps :

Premier temps. — On gratte la muqueuse du corps seulement.

Deuxième temps. — On gratte la muqueuse du col.

Troisième temps. — On cure la portion vaginale du col.

Voici la raison de cette précaution :

Lorsqu'on veut curer à grands coups toute la hauteur de la cavité utérine, il arrive presque constamment que l'orifice interne du col se contracte et fai obstacle au passage de la curette. Il résulte de cette complication qu'on croit souvent être à l'orifice cervical interne alors qu'on est au fond, et inversement. Si la seconde erreur a peu d'inconvénients, il n'en est pas de même de la première, car elle conduit à perforer l'utérus, en voulant forcer ce qu'on croit être l'orifice interne.

Après le curage, on fait une irrigation intra-utérine avec le laveur de Tarnier ; l'écoulement du liquide se fait facilement par le col dilaté, aussi faut-il repousser l'emploi des sondes spéciales (Doléris, Budin), qui sont inutiles.

Après le lavage, cautériser avec un tampon de ouate, monté sur pince, imbibé de chlorure de zinc au 1/10.

Nouvelle injection, puis tamponnement de la cavité utérine avec une petite mèche de gaze iodoformée ; bourrage iodoformé du vagin.

Chaque manœuvre (lavages, cautérisation, tamponnement utérin) doit être précédée d'une dilatation spéciale avec l'instrument de Sims, à cause de la contraction de l'orifice interne occasionnée par les manœuvres intra-utérines.

IV. Soins consécutifs. — On enlève le pansement au bout de trois ou quatre jours, et à partir de ce moment, la malade se fait tous les matins une injection d'eau bouillie avec une canule et un appareil propres. Il est bon, pour compléter la guérison, de faire pendant un mois, une fois par semaine, une injection intra-utérine de teinture d'iode dédoublée ou de chlorure de zinc à 5 pour 100.

Pour éviter le retour de la métrite, on recommandera à la malade de faire des injections chaudes chaque jour avec de l'eau bouillie et un appareil très propre.

Employer le vide-bouteille de Galante pour les injections. Dans l'intervalle des injections, la canule vaginale plonge dans une seconde bouteille contenant du sublimé à 1/1000.

CYSTALGIE UTÉRINE.

Jules Chéron.

On rencontre assez fréquemment dans la pratique courante des névralgies vésicales extrêmement rebelles, presque exclusivement chez des femmes. Ces cystalgies sont le plus souvent le triste apanage de certaines hystériques et reconnaissent une origine utérine.

Trois indications :

1° Combattre le spasme douloureux du muscle vésical ;

2° Combattre l'état catarrhal qui accompagne ordinairement la cystalgie et qui l'exagère ;

3° Diminuer l'irritabilité du centre génito-spinal.

Pour remplir la première indication, on peut s'adresser utilement aux préparations de belladone, de jusquiame, aux bromures d'ammonium, de potassium, de sodium, mais on atteindra le but plus rapidement encore et plus sûrement, au moyen du bromure de camphre, dont l'action antispasmodique est remarquable, et que l'on formulera de la façon suivante :

Bromure de camphre.......... 2 gr.

En vingt pilules. — Prendre une pilule toutes les quatre heures, sans dépasser quatre pilules par jour.

Pour remplir la seconde indication, employer la teinture de *Thuya occidentalis*, qui, s'éliminant en grande partie par les urines, modifie en peu de jours l'état catarrhal des voies urinaires. On prescrit cette teinture à la dose de XXX à XL gouttes par jour, par doses fractionnées de X gouttes, prises dans un peu d'eau rougie.

Enfin, pour diminuer l'irritabilité du centre génito-spinal, faire une révulsion légère le long de la région lombo-sacrée du rachis, à l'aide de l'application de petits vésicatoires volants, de pointes de feu ou encore par des frictions plus ou moins prolongées et répétées deux ou trois fois par jour, avec le liniment suivant :

Chloroforme	10 gr.
Éther	15 —
Alcool camphré	90 —

CYSTOCÈLE.

Richelot.

Dans les cas de cystocèle rebelle, on a proposé d'accrocher la vessie elle-même à la paroi abdominale (*cystopexie*).

Il vaut mieux, l'utérus ayant été fixé par l'*hystéropexie*, revenir à la *colporraphie* antérieure, si la vessie reste abaissée, et rétrécir une seconde fois la paroi antérieure du vagin.

DÉBRIDEMENT DE LA VULVE.

Chaput.

Le débridement de la vulve rend facile l'extirpation de l'utérus pour *salpingite*, et permet le plus souvent l'extirpation secondaire des annexes malades.

Dans le *cancer*, il rend possibles, au point de vue opératoire, des opérations qu'on n'aurait pas pu mener à bien sans cette précaution. Il est juste d'ajouter que la mortalité considérable, que l'on a dans ces cas graves, contre-indique l'opération.

Les opérations sur l'utérus, chez les vierges, et les réparations de *fistules vésico-vaginales* difficilement accessibles, sont rendues possibles ou faciles, grâce au débridement.

DÉCHIRURES DU PÉRINÉE.

Pozzi.

Apporter la modification suivante au procédé de Lawson-Tait.

Obtenir l'avivement à l'aide d'une incision transversale portant sur les débris de la cloison. Aux extrémités de celle-ci, sont menées de haut en bas deux incisions verticales étendues de la hauteur des petites lèvres au pourtour de l'anus.

Ceci fait, on creuse en décollant, de manière à relever en haut le vagin avec les restes de la cloison.

Pour la suture, placer trois fils d'argent servant de soutien : l'un est placé sur le vagin, un deuxième à l'angle du décollement de la cloison recto-vaginale, un troisième sur le rectum.

L'affrontement est obtenu à l'aide d'un double surjet au catgut réunissant entre elles les surfaces cruentées.

Enfin une suture superficielle termine l'opération (1).

DÉFORMATIONS DE L'UTÉRUS.

Doléris.

Les déformations d'origine inflammatoire, l'allongement du segment moyen avec flexion exagérée et atrésie de l'ostium internum, la déformation de la

(1) Voy. l'article *Périnéorrhaphie*, p. 190.

portion vaginale avec atrésie et déplacement de l'ostium externum, surtout quand elles s'allient au développement anormal du vagin, mettent obstacle à la fécondation.

Souvent, même quand le processus inflammatoire qui a causé les autres lésions a disparu à la longue, spontanément ou par la suite d'un traitement, il persiste des conditions mécaniques défectueuses.

Ces conditions anormales sont l'inverse de celles qui existent chez la femme vierge, que l'on peut considérer comme présentant les conditions idéales pour la conception.

On constate l'ampliation exagérée du cul-de-sac du vagin, là où devrait exister une calibration régulière et cylindrique.

On trouve la longueur exagérée de la portion vaginale du col et l'étroitesse de l'orifice, là où devrait exister un col court et suffisamment ouvert.

Quelquefois, l'altération inflammatoire de l'appareil de sécrétion du col s'y ajoute.

La restauration de l'état physiologique peut dès lors se formuler par cette donnée à réaliser : « Remettre approximativement les parties comme elles sont dans l'état virginal. » Le but est net, précis et justement il cadre avec les lésions.

Ici la chirurgie, pour être conservatrice, sera impitoyable pour chaque élément pathologique.

La reconstitution plastique des organes doit marcher concurremment avec la guérison de l'inflammation. Il ne faut pas, une fois la femme guérie de la *maladie*, que le but physiologique de la restauration fonctionnelle ayant été méconnu ou négligé, la stérilité persiste ; il ne faut pas que la possibilité de la conception devienne affaire de chance ; il faut que le résultat soit préparé volontairement, intentionnellement.

Dans cet ordre d'idées, la conduite doit être franchement active et, dans ces conditions, la chirurgie restauratrice de la fonction, a le devoir de viser au résultat le plus parfait qu'elle puisse atteindre.

DÉGÉNÉRESCENCES DES OVAIRES.

Pozzi.

Dégénérescence microkystique de l'ovaire. — Avoir recours à la résection d'un segment de l'ovaire, dans le cas de dégénérescence microkystique où l'altération a laissé intacte une zone de tissu ovarien. Respecter la partie avoisinant le hile, puis inciser sur cette limite, en ménageant la base de l'organe dont on réunit les lèvres par un surjet de catgut. En outre, afin d'éviter qu'il ne s'égare, suturer le pavillon de la trompe sur le moignon ovarien.

Ed. Schwartz.

Dégénérescence sclérokystique de l'ovaire. — Intervenir par la *laparotomie* ; en effet, lorsqu'il n'existe aucune adhérence, l'ablation des annexes se fait presque toujours avec une rapidité et une facilité très grandes.

La laparotomie ne donne prise à aucun accident opératoire.

DÉVIATIONS UTÉRINES.

Doléris.

I. Traitement par la création d'adhérences de la matrice avec le péritoine pariétal. —

Tous les procédés basés sur les adhérences artificielles de la matrice avec le péritoine pariétal sont des procédés aléatoires, en ce qu'il n'est pas permis de compter sur de telles adhérences comme soutiens solides. Les adhérences séreuses s'allongent, s'affaiblissent et parfois disparaissent. Quel peut donc être le sort de celles qui unissent le fond de l'utérus à la paroi abdominale? Elles sont à la merci d'un accident, d'un effort, d'un traumatisme et finalement d'un retour de l'organe à sa position anormale.

Si, par hasard, la femme devient enceinte, il est certain que l'utérus perdra ses adhérences avec la paroi du ventre.

Il y a des cas heureux, dans lesquels le phénomène intolérable, la douleur, a disparu et avec elle parfois l'impotence; mais il se peut que ces faits appartiennent surtout à des cas de *rétroversion* légère ou simple, ou bien à des *déviations* compliquées d'inflammation des annexes, dont on a, en même temps, pratiqué l'extirpation.

II. Traitement par les opérations plastiques vaginales. — Au lieu de créer des rapports anormaux aux organes par le moyen d'un processus pathologique infidèle, il vaut mieux restaurer les supports naturels de l'utérus et les ligaments utérins, qui sont des agents physiologiques, dont la destination mécanique est démontrée largement.

Les opérations plastiques vaginales, combinées aux résections des ligaments allongés ou devenus atones à leur extrémité périphérique, réalisent pratiquement le retour à l'état normal.

DILATATION DE L'UTÉRUS.

Terrillon.

Introduire dans la cavité utérine des substances qui aient la propriété d'absorber les liquides sécrétés par l'utérus et de se gonfler. Ce gonflement graduel entraîne la dilatation progressive et lente du col de l'utérus.

Les diverses substances employées sont :

1° L'éponge préparée;

2° La laminaire ou *Laminaria digitata*;

3° Une série de petits tampons de gaze iodoformée.

Doléris.

La *dilatation* est utile, sans être indispensable. Elle trouve des applications spéciales pour chacun de ses deux procédés.

Dilatation avec les tentes antiseptiques iodoformées. — Elle agit avantageusement sur la muqueuse utérine.

Dilatation extemporanée ou divulsion. — C'est un bon moyen de traitement de la douleur liée aux affections chroniques du petit bassin.

DOULEURS PELVIENNES.

Bouilly.

Lorsqu'on analyse la douleur en particulier, il est parfois difficile d'en découvrir la véritable cause; quand il y a des lésions annexielles, ces dernières peuvent être incriminées; mais, lorsque celles-ci n'existent pas, il n'est pas toujours aisé d'établir si l'utérus ou le système nerveux doit être mis en cause dans la pathogénie des phénomènes douloureux.

Comme types de métrites indolentes, on peut citer l'*endométrite cervicale*, la *métrite hémorragique* et la plupart des *métrites sans lésions des annexes* : dans ces cas, il n'y a pas de douleurs véritables.

Au contraire, les douleurs sont fréquentes dans les *métrites du col après déchirures*, dans les *métrites avec éversion du col*, et dans les cas où une déchirure ancienne s'est cicatrisée en produisant un tissu de sclérose ; de même, on les observe souvent lorsqu'il y a simultanément endométrite du col et du corps et surtout lorsque se trouvent réunis la déchirure du col, le prolapsus utérin et la déchirure du périnée.

Chacune de ces trois lésions prend part au développement et à la genèse des troubles fonctionnels, qui, dans ces cas, affectent un cachet particulier et se caractérisent principalement par des douleurs lombaires et sacrées avec irradiations vers les cuisses, par l'impossibilité de garder longtemps la station debout et par la grande difficulté d'une marche prolongée.

Ces phénomènes morbides, auxquels s'ajoutent des accidents dyspeptiques et nerveux divers, existent d'une façon permanente sans présenter des poussées aiguës comme dans les cas de lésions des annexes.

Lorsqu'on se trouve en présence de ces malades, chez lesquelles l'examen direct fait constater, les annexes étant saines, la déchirure du col éversé, le prolapsus utérin, qui souvent est peu prononcé, et la déchirure du périnée, il y a une thérapeutique à mettre en pratique.

Il ne faut pas, en effet, se contenter de traiter l'une ou l'autre des lésions.

Il faut, dans la même séance, pratiquer le curettage, l'amputation du col, et la colpo-périnéorraphie.

En pareille circonstance, il y a trois lésions qui concourent à créer l'état morbide.

C'est à chacune d'elles qu'il faut s'attaquer.

Si, en même temps, il existe un état de ptose général, on conseillera, avec avantage, le port d'une ceinture.

Jules Chéron.

Les douleurs pelviennes, en cas de *métrite*, de *salpingo-ovarite*, de *cellulite pelvienne*, de *pelvipéritonite*, prennent une acuité d'autant plus grande que la malade est plus nettement rhumatisante. On voit même des femmes qui présentent, après la ménopause, tous les symptômes douloureux des affections utérines, qui accusent de vives douleurs dans la région lombo-sacrée et dans le ventre et qui ont simplement, à l'occasion d'un refroidissement, une poussée de névralgie lombo-abdominale, sans aucune lésion des organes génitaux ; en examinant et en interrogeant ces malades, il est facile de se rendre compte que ce sont des rhumatisantes plus ou moins franches.

On comprend l'utilité de la salicine contre les douleurs pelviennes.

La dose sera de 1 gramme par jour, en trois fois.

On la prescrira ainsi :

Salicine. . . . . 4 gr.

En douze cachets. — Prendre trois de ces cachets, par jour, le matin, à midi et le soir; après chaque cachet, boire quelques gorgées d'eau.

Faire prendre le médicament, dès qu'il se produit une recrudescence des douleurs.

Il est rare qu'en quelques jours elles ne soient pas calmées au point de devenir très tolérables.

Cesser alors la salicine, pour la reprendre, au besoin, quelque temps après.

Les *douleurs erratiques des membres*, les *douleurs dans le dos*, les *migraines*, qui accompagnent si souvent les douleurs pelviennes chez les rhumatisantes, cèdent, en même temps que ces dernières, sous l'influence de la salicine.

DRAINAGE DE LA CAVITÉ UTÉRINE.

Jules Chéron.

Drainage par les voies naturelles. — Le drainage de la cavité utérine à l'aide des drains en crin de Florence est une méthode thérapeutique exempte de danger, facile à mettre en œuvre et qui a déjà fait ses preuves.

I. Instruments. — Deux types de drains : le drain en érigne et le drain en anse, permettent de remplir toutes les indications.

L'aménorrhée et la dysménorrhée membraneuse réclament l'emploi du drain en érigne.

Le drain en anse est indiqué dans tous les autres cas.

II. Mode d'action. — L'exagération des sécrétions utérines et leur issue facile hors de l'utérus, la décongestion de l'utérus, la réduction de son volume, l'abaissement de la température intra-utérine jusqu'à la normale, représentent l'action physiologique de ce mode de drainage. Il faut ajouter, à ces phénomènes, la production d'un léger écoulement sanguin. pendant les premiers jours qui suivent l'application du drain, quand on se sert du drain en érigne.

III. Précautions a prendre pour l'application du drainage. — Elles se résument de la façon suivante :

Antisepsie préalable et complète de la région; repos

relatif de la malade et asepsie de la région, après la la mise en place du drain.

IV. Indications. — Le drainage est indiqué dans la *sub-involution utérine* et dans toutes les variétés d'*endométrite*, surtout dans les *endométrites catarrhales*.

Il constitue un bon complément du curettage dans les *endométrites hémorragiques* et il est formellement indiqué après la dilatation forcée et le curettage (méthode de Walton) dans les *salpingites*.

Il est encore indiqué dans certaines variétés d'*aménorrhée* et dans les *dysménorrhées* congestives, aussi bien que dans les *dysménorrhées liées à une légère antéflexion* ou à une sténose facilement dilatable de l'orifice externe.

Il est très utile après le débridement bilatéral du col pour sténose étroite avec rigidité du col.

Enfin, il a donné des succès dans la dysménorrhée membraneuse.

Les résultats thérapeutiques obtenus à l'aide du drainage avec le drain en crin de Florence sont très satisfaisants.

V. Contre-indications. — Elles résident dans une sensibilité exagérée de l'utérus ou dans un état inflammatoire aigu ou subaigu de l'utérus ou de ses annexes.

DYSMÉNORRHÉE.

Germain Sée.

Dysménorrhée membraneuse. — Quand, au moment des règles, il y a des douleurs vives, donner au début l'antipyrine, à la dose de 2 à 4 grammes par jour.

Henri Huchard.

Douleurs dysménorrhéiques. — Prescrire :

Teinture de *Piscidia erythrina* .	āā	10 gr.
— de *Viburnum prunifolium*		

Faire prendre XX gouttes, quatre à cinq fois par jour.

Le *Piscidia erythrina* est doué de propriétés antinévralgiques.

Le *Viburnum prunifolium* est un antispasmodique analogue à la valériane et un modérateur du pouvoir excito-moteur de la moelle, dont la sphère d'action semble se localiser sur l'appareil utéro-ovarien.

Quand les douleurs dysménorrhéiques s'accompagnent de *ménorragie*, associer au *Viburnum* l'*Hydrastis canadensis*, qui jouit de propriétés vaso-constrictives assez analogues à celles de l'ergot de seigle et du sulfate de quinine et prescrire :

Teint. de *Viburnum prunifolium*	āā	10 gr.
— d'*Hydrastis canadensis* .		

Faire prendre XX gouttes, quatre à cinq fois par jour.

Sous le nom de *sédatif utérin*, on a prescrit la potion suivante :

Teinture de *Viburnum prunifolium*.	XX gouttes
Élixir de Garus.	15 gr.
Sirop de sucre	15 —
Eau	30 —

Une cuillerée à soupe, toutes les demi-heures ou toutes les heures.

Jules Chéron.

Injections dans la paroi abdominale ou dans la masse sacro-lombaire avec :

Acide phénique neigeux	2 gr.
Eau stérilisée	100 —

Faire une injection de 5 grammes, dès que les règles s'annoncent; la répéter au besoin deux à trois fois dans la journée.

Dysménorrhée des jeunes filles. — Elle est presque toujours due à une double cause :

1° A l'étroitesse de l'orifice externe du col, lésion mécanique contre laquelle nous sommes désarmés;

2° A la congestion chronique de l'utérus, qui, en boursouflant et en tuméfiant la muqueuse du canal cervical, applique les deux faces de cette muqueuse l'une contre l'autre et rétrécit encore davantage la filière par laquelle doit passer le sang menstruel.

Pratiquer le massage régulièrement une quinzaine de fois avant les époques; on voit alors presque toujours les règles surprendre les malades et l'écoulement s'établir d'emblée sans grandes douleurs, alors qu'auparavant il y avait deux ou trois jours de douleurs extrêmement pénibles avant l'apparition de l'écoulement menstruel.

C'est que la malade n'a plus d'autre cause de dysménorrhée que l'étroitesse de l'orifice externe; le canal cervical est devenu perméable par la suppression de la congestion et l'obstacle n'a plus qu'une étendue très restreinte par rapport à ce qu'il était au commencement du traitement. Dès lors, les douleurs sont réduites au minimum.

Dysménorrhée arthritique. — Prescrire :

Salicylate de soude	10 gr.
Rhum	40 —
Sirop simple	40 —
Eau distillée	80 —

Chaque cuillerée à soupe de cette potion contient à peu près 1 gramme de salicylate de soude.

Ordonner deux à trois cuillerées à soupe de cette potion, par jour, pendant toute la durée des règles, en l'administrant par doses fractionnées : une cuillerée à soupe avant chaque repas.

Dans l'intervalle des époques, faire suivre le traitement hygiénique, diététique et médicamenteux de la diathèse rhumatismale (1).

ÉCOUVILLONAGE.

Doléris.

L'abaissement de la matrice est indispensable pour l'écouvillonage, comme dans tout procédé de thérapeutique intra-utérine. Il en garantit la rapidité, la sécurité et la facilité.

I. Technique. — Introduire un écouvillon trempé dans la glycérine créosotée à 1/2 ou 1/3 et faire un lavage.

II. Indications. — L'écouvillon est un précieux instrument pour les pansements intra-utérins, et pour la modification ou la destruction de la muqueuse malade, dans les formes chroniques les plus fréquentes.

L'écouvillonage sera toujours tenté avec avantage à titre d'essai, si l'on veut éviter de recourir à la curette (2). Il interviendra toujours à titre complémentaire dans toute méthode de curage de l'utérus.

Les injections caustiques après le raclage ou le curage sont inférieures, comme action complémentaire, à l'action de l'écouvillon.

(1) Voyez Paul Lefert, *La pratique journalière de la Médecine*, article *Rhumatisme*.

(2) Voyez *Curettage*, p. 33.

ECTROPION DU COL.

Auvard.

Faire des scarifications, suivies de cautérisations avec la créosote au 1/3, une fois par semaine.

Appliquer des pansements antiseptiques, tous les deux jours.

Imbiber un tampon d'une solution de résorcine à 1 pour 10) et l'enduire de la pommade suivante :

Vaseline	30 gr.
Résorcine	3 —

Employer ce tampon comme pansement.

ECZÉMA VULVAIRE.

Jules Chéron.

L'eczéma vulvaire constitue une affection très pénible, qu'il importe de traiter énergiquement dès son apparition.

I. Traitement général. — Employer l'arsenic et faire de l'antisepsie intestinale.

II. Traitement local. — En cas de *leucorrhée*, combattre l'endométrite, la vaginite ou la vulvite par des moyens appropriés, car les flueurs blanches, plus ou moins irritantes, entretiennent l'eczéma vulvaire et le font récidiver avec la plus grande facilité.

Veiller à la propreté rigoureuse de la région vagino-périnéo-vulvaire; on l'obtiendra par des injections antiseptiques non irritantes (acide borique à 1 p. 100), et par des lotions répétées trois à quatre fois par jour avec la même solution. Éviter l'emploi des éponges, qu'on devra remplacer par de la ouate hydrophile.

Comme topique modificateur, donner la préférence au topique suivant :

Sulfo-ichtyolate d'ammonium. . . .	2 gr.
Vaseline blanche	30 —

Appliquer un peu de cette pommade sur la région malade et la laisser en place pendant la nuit ; l'enlever le matin, à l'aide de lotions boriquées tièdes.

III. Régime. — Prescrire le régime habituellement conseillé aux eczémateux, quel que soit le siège de l'éruption (1).

ENDOCERVICITE.

Jules Chéron.

Dilatation et attouchement pendant cinq minutes avec une solution de morphine au 1/20.

ENDOMÉTRITE.

Le Dentu.

Deux opérations rivales sont en présence : le *curettage* et la *cautérisation au chlorure de zinc*.

La première échoue dans un certain nombre de cas, mais, grâce aux précautions antiseptiques, elle ne donne lieu ni à de la fièvre, ni à des douleurs post-opératoires sérieuses, ni à des complications inflammatoires. Si la dilatation qui précède l'action opératoire est douloureuse, elle ne l'est certes pas plus que la cautérisation au chlorure de zinc ; parfois même elle n'occasionne pas de souffrance du tout.

(1) Voy. Paul Lefert, *La Pratique dermatologique*, article *Eczéma*.

Par contre, la cautérisation au chlorure de zinc cause, à presque toutes les malades, de la fièvre et de vives souffrances pendant la période d'action du caustique, de plus l'atrésie et l'oblitération du col sont généralement la conséquence du traitement.

La conclusion paraît donc facile à tirer de cette comparaison.

La cautérisation au chlorure de zinc, au moyen du cylindre de pâte de Canquoin, doit être absolument proscrite, parce qu'elle expose à l'atrésie et que, par l'énergie inutile de son action, elle compromet l'avenir fonctionnel de l'utérus.

Même sous la forme atténuée que recommande M. Polaillon, et avec les restrictions qu'il a adoptées dans l'emploi du crayon de chlorure de zinc (emploi de petites flèches enduites de collodion dans toute la portion qui doit rester en contact avec la muqueuse du col, application de la méthode seulement aux femmes qui ont passé l'âge de la parturition), la cautérisation avec la pâte Canquoin semble ou insuffisante ou encore dangereuse : insuffisante, parce que son action reste trop superficielle; dangereuse, parce qu'elle porte spécialement sur l'orifice interne, qui est la portion la plus resserrée du canal, et que c'est justement là le point d'élection des rétrécissements.

Les caustiques liquides, mis en contact avec la face interne de l'utérus fraîchement raclée, sont évidemment beaucoup moins à redouter; ils ne sont pas appelés à agir alors comme moyens destructeurs.

Quant au procédé de M. Thierry (de Rouen), qui consiste à n'introduire la pâte de Canquoin que dans le corps de l'utérus, il émane d'une idée juste, à savoir que l'action du caustique sur la cavité du corps est moins dangereuse que sur celle du col; mais comment peut-on être certain que l'orifice interne ne sera pas atteint dans sa partie supérieure? Alors le rétrécissement n'est-il pas tout aussi probable que si le caustique avait agi de bas en haut?

Les caustiques liquides ont, comme agents irritants et modificateurs, une action complémentaire de celle du raclage, et le soin qu'on prend de faire une injection intra-utérine, aussitôt après leur application, est une garantie de grande valeur contre la sténose possible.

F. Terrier.

Dans le cas d'endométrite légère, alors que l'exploration directe de la cavité utérine et la dilatation ne sont point nécessaires, l'application de crayons médicamenteux amène rapidement la guérison.

Commencer par laver le vagin et désinfecter la cavité de l'utérus, au moyen de ouate imbibée d'une solution de sublimé à 1 pour 100.

Se servir, ensuite, des crayons suivants :

Poudre d'iodoforme	10 gr.
Gomme adragante	0 — 50
Glycérine }	Q. S.
Eau distillée }	

Pour dix crayons.

On peut se servir de résorcine ou de salol, à la place d'iodoforme, en les employant à la même dose.

Si l'on veut avoir recours au sublimé, employer :

Sublimé	0 gr. 50
Poudre de talc	25 —
Gomme adragante	1 — 50
Glycérine }	Q. S.
Eau distillée }	

Pour cinquante crayons.

Le volume du crayon est habituellement celui d crayon de nitrate d'argent.

Indroduire les crayons dans l'utérus et les maintenir, au moyen de tampons de ouate iodoformée ou salolée, qui remplissent le vagin.

Dumontpallier et Polaillon.

I. TRAITEMENT PAR LE CHLORURE DE ZINC. — La cautérisation intra-utérine avec le chlorure de zinc donne les meilleurs résultats.

1° *Mode de préparation.* — Pour préparer la pâte, triturer, dans un mortier de porcelaine, 20 grammes de chlorure de zinc sec, que l'on réduit en poussière impalpable au moyen du pilon ; ajouter goutte à goutte un peu d'eau, de façon à donner au mélange la consistance sirupeuse, puis, peu à peu, laisser tomber dans le mastic 40 grammes de farine de seigle et agiter sans cesse, de façon à obtenir une pâte homogène ; cette pâte doit avoir la consistance du mastic de vitrier. Alors diviser le tout en petites masses du poids de 4 grammes.

Le point capital est la dimension à donner à la tige de chlorure de zinc, appelée tantôt *crayon* et tantôt *flèche*. Sa longueur est facile à déterminer : c'est la longueur de la cavité utérine mesurée à l'hystéromètre ; mais sa grosseur est d'une appréciation délicate. Si l'utérus est tuméfié et le col obstrué par un bouchon gélatineux, employer les tiges les plus grosses, mais toutefois le diamètre des tiges n'excédera jamais 4 à 5 millimètres. Si l'utérus est petit et l'orifice du col étroit, se servir des tiges les plus minces, de 2 millimètres à 2 millimètres et demi.

Les crayons sont soumis à l'étuve pour perdre leur mollesse et prendre une élasticité qui permette de infléchir sans les briser.

2° *Manuel opératoire.* — Ainsi préparés, assez souples pour suivre la courbure de la cavité cervico-utérine et assez résistants pour ne pas s'incurver sur eux-mêmes pendant l'introduction, les crayons pénètrent facilement dans le canal, quelle que soit sa direction.

Aussitôt le crayon introduit, l'utérus se contracte et étale le caustique sur toute l'étendue de la cavité.

L'action du chlorure de zinc est immédiate. Les écoulements sanguins, purulents, ou muco-purulents sont arrêtés.

Le lendemain, enlever le tampon vaginal et faire une copieuse injection antiseptique. Il se forme, en effet, autour de l'escarre, une plaie qui suppure un peu et qu'il faut prémunir contre toute contamination septique.

L'escarre s'élimine entre le quatrième et le douzième jour, soit par fragments, soit en bloc ; elle est formée par une partie périphérique homogène en forme de coque et par une cavité centrale ; son diamètre est généralement quatre ou cinq fois plus étendu que celui du crayon; son épaisseur et sa consistance sont plus considérables au niveau du col qu'au niveau du fond de l'utérus. Cela signifie qu'avec un crayon d'un calibre uniforme, la cautérisation peut être trop énergique dans les points rétrécis du canal cervico-utérin et trop faible dans les points élargis. Pour obvier à cet inconvénient, employer une flèche très mince et très longue, trop longue pour le diamètre vertical de l'utérus. En la poussant, cette flèche vient buter contre le fond de la cavité utérine, puis se recourber en S dans cet espace. Grâce à cet artifice, on introduit une masse de caustique plus grande, précisément dans la région où la cautérisation pourrait être insuffisante.

3° *Indications.* — En général, toutes les *endométri-*

tes, les *hémorragies utérines* sont justiciables du traitement par le chlorure de zinc.

Il en sera de même du *gigantisme utérin*, au moins à son début, mais le traitement sera long.

Quand les pertes de sang ou d'autres accidents conduisent à penser à des opérations graves, cautériser d'abord avec le crayon, de manière à obtenir le retrait et l'oblitération de la cavité.

Employer largement les crayons après la ménopause, et en être très réservé chez les jeunes femmes. Cependant il ne faut pas accuser le traitement de produire la stérilité ; elle tient à la maladie.

4° *Contre-indications*. — La *métrite aiguë simple* est une contre-indication.

Une *ovarite* ou une *ovaro-salpingite* sont des causes d'échec.

5° *Suites de l'opération*. — Les suites de l'opération sont d'une grande bénignité : il n'y a pas de complication inflammatoire périutérine ; la douleur consécutive est nulle ou très modérée : il n'y a aucune réaction fébrile.

Pour éviter la périmétrite ou la pelvi-péritonite, confiner les opérées au lit pendant trois jours, puis sur la chaise longue pendant cinq ou six jours, jusqu'à ce que l'escarre soit tombée.

Pour éviter l'atrésie, et, s'il y a production exagérée de bourgeons charnus, pour en prévenir l'accolement, recourir aux précautions suivantes, après la chute de l'escarre : tous les deux jours, pendant une dizaine de jours, cathétériser la malade avec les numéros 18 à 25 de la filière Charrière et faire suivre le cathétérisme d'une cautérisation avec solution de nitrate d'argent à 1/15.

Le plus souvent, au bout de trois semaines, la guérison est obtenue.

Lorsqu'on fait un examen, vers le quinzième jour,

on trouve en général l'utérus indolent, mobile, revenu à son volume normal.

Si, au contraire, vers le quinzième jour, l'utérus reste douloureux, si les sécrétions sanguines ou muco-purulentes continuent, procéder à une nouvelle cautérisation avec le chlorure de zinc. Mieux vaut faire deux cautérisations successives qu'une seule cautérisation qui dépasserait le but.

La muqueuse utérine est reconstituée à bref délai, l'écoulement mensuel revient le plus souvent cinq à six semaines après l'opération et la grossesse a été constatée quelque temps après, chez plusieurs opérées.

Aucun autre procédé de traitement ne donne de meilleurs résultats que le chlorure de zinc.

II. Traitement par les injections antiseptiques. — Les *injections antiseptiques* ou légèrement *caustiques* échouent; elles agissent trop superficiellement.

III. Traitement par l'écouvillonage. — L'*écouvillonage*, plus utile que les injections antiseptiques, est encore trop faible, quand les lésions sont avancées.

IV. Traitement par le nitrate d'argent et la galvano-caustique. — Le *crayon de nitrate d'argent* qu'on glisse dans la cavité, la *galvano-caustique* ont souvent échoué.

V. Traitement par le curettage. — Le *curettage* nécessite presque toujours la chloroformisation; il fait perdre beaucoup de sang à des malades déjà affaiblies: il échoue souvent, parce que la curette n'atteint pas toutes les parties de la muqueuse et la récidive est fréquente.

Il faut donc préférer le chlorure de zinc.

Bouilly.

Endométrite cervicale chronique chez les nullipares. — Chez les jeunes femmes qui n'ont pas eu d'enfant, il n'y a pas de déchirure, pas de dégénérescence sclérokystique. L'orifice externe est étroit. La région moyenne du col est dilatée; il s'y fait une sécrétion visqueuse, adhérente, jaune rougeâtre. Il y a rétention des sécrétions. La cavité cervicale ressemble à un petit baril. Les femmes qui ont des écoulements tenaces, visqueux, adhérents, sont d'ordinaire stériles, elles ont des lésions des culs-de-sac glandulaires, des glandes du col de l'utérus. Ces malades souffrent peu, mais elles ont des pesanteurs dans le bas-ventre. L'affection est-elle d'origine gonorrhéique? C'est possible.

Que faut-il faire dans ces cas?

Le *curettage* échoue.

Les *injections antiseptiques* ne font absolument rien.

Les *tampons*, imbibés d'alun ou de tannin, n'ont aucun effet.

Les *topiques*, appliqués sur la muqueuse cervicale, ne réussissent pas souvent. Les lésions glandulaires sont si profondes que l'antisepsie cervicale échoue.

Le *hersage*, employé par Doléris, donne quelques bons résultats.

Le *Schrœder* est une opération compliquée, délicate, qui exige des sutures multiples. En somme, c'est une grande opération pour une petite lésion.

Pratiquer l'opération suivante :

Commencer par dilater l'utérus, pendant deux jours. Après lavage et raclage de la cavité utérine, on fixe la lèvre supérieure et intérieure du col et on commence l'opération proprement dite.

Avec un bistouri long et étroit, enlever, sur la demi-circonférence de chaque lèvre, un lambeau muqueux épais de 2, 3 ou 4 millimètres d'épaisseur, suivant la profondeur des lésions, en ayant soin de ne pas toucher aux commissures. On abrase ainsi la muqueuse, de façon à former deux demi-gouttières qui se regardent par leur concavité, et, n'ayant nulle tendance, après cicatrisation, à donner lieu à un rétrécissement. On a soin de conserver un pont de muqueuse sur les parties latérales du col. Cette muqueuse servira d'amorce pour la régénération de la muqueuse. L'orifice externe est largement ouvert.

Comme pansement, et pour prévenir une hémorragie post-opératoire — qui s'est quelquefois produite — il faut faire soigneusement un tamponnement à la gaze iodoformée.

Pozzi.

Endométrite cervicale chronique chez les nullipares. — Pratiquer d'abord le débridement bilatéral, et, pendant que la cicatrisation des commissures a lieu, traiter le catarrhe.

Terrillon.

I. Traitement interne. — Ne pas y compter.

II. Traitement externe. — Ne chercher d'amélioration que par l'application *in situ* de substances médicamenteuses appropriées.

Employer de préférence le perchlorure de fer, à cause de son maniement facile.

Avant de faire la cautérisation avec le perchlorure, débarrasser la cavité utérine du sang et des caillots.

Ne pas laisser d'excès de liquide et protéger les parties voisines contre l'action du caustique.

Doléris.

Faut-il accepter qu'il est indifférent de détruire la muqueuse malade avec un instrument, forcément limité dans son action, la curette, ou avec un caustique violent? « Des deux façons on guérit, disent les adversaires de l'instrument; le choix est donc indifférent »; et il se trouve des chirurgiens pour admettre qu'il y a parité dans les effets obtenus. Cet éclectisme est commode, mais il n'est pas scientifique.

En effet, sans sa muqueuse, l'utérus n'est rien. C'est la muqueuse qui constitue l'organe essentiel de la nidation et de la nutrition de l'embryon.

Elle est la *matrice* véritablement.

Son élément noble est la cellule déciduale et si l'on voulait réduire la muqueuse utérine à un schéma, c'est par la cellule déciduale qu'il la faudrait représenter. Elle élabore les premiers aliments destinés à l'embryon, et, si j'en crois mes recherches personnelles sur la caduque humaine, c'est elle qui, par ses transformations diverses, constitue, par fusionnement, le réseau néovasculaire du placenta définitif. *Détruire la muqueuse dans son épaisseur entière, c'est détruire irrémédiablement la fonction*; or, les caustiques violents, à demeure dans la cavité utérine, donnent ce résultat malheureusement trop souvent.

Sous prétexte de réaction contre le curettage, on a vu réapparaître l'usage du *chlorure de zinc*, il faudrait dire l'abus; et outre les accidents, on a noté des faits nombreux de disparition de la fonction menstruelle, d'atrésie excessive du conduit utérin, et même de dystocie grave. Celui qui met au contact de la muqueuse utérine un caustique violent, doit savoir qu'il risque de ne laisser point trace d'éléments vivants de cette muqueuse, et qu'une cicatrice fibreuse rétractile, tissu mort pour la fonction, stérile par conséquent, remplacera une muqueuse malade, il est vrai, mais toujours vivante.

Au contraire, la *curette*, tout en abrasant la même muqueuse, laisse persister et vivre des parcelles du germe, des culs-de-sac glandulaires logés entre les faisceaux superficiels de la musculeuse. Le lavage antiseptique de la surface abrasée suffira à assainir ces vestiges, sans les détruire. Il reste là, comme après la déhiscence de l'œuf dans l'accouchement, la graine nécessaire et suffisante à la restauration d'une nouvelle muqueuse.

Entre ces deux procédés, il ne faut donc pas dire qu'il y a parité, puisqu'en résumé l'un c'est la vie persistante, l'autre c'est la mort de l'organe dans sa fonction unique. Lorsque, malgré tout, le praticien choisit l'un ou l'autre des procédés, il est bon qu'il sache au juste ce qu'il choisit.

Le traitement et la guérison de l'endométrite sont, lorsque le traitement local est institué à temps, le signal de la guérison des divers autres lésions de la métrite, sauf cependant les adhérences de la pelvipéritonite chronique invétérée.

Endométrite catarrhale simple. — Faire le pansement suivant :

Commencer par faire le curage et le lavage intra-utérins.

Pratiquer ensuite l'écouvillonage, au moyen de l'écouvillon, imbibé d'une solution de créosote de hêtre :

Créosote de hêtre.		
Glycérine neutre	ãã	20 gr.
Alcool.		

Cet instrument, désinfecté dans une solution de sublimé, est introduit dans le col par un mouvement spiroïde, et l'on continue à le tourner tantôt à droite, tantôt à gauche, jusqu'à ce qu'on le retire. Le rôle de l'écouvillon est de balayer l'intérieur de la cavité utérine et d'y promener le caustique.

Après l'écouvillonage, on introduit la sonde à double courant, puis on place le tampon vaginal.

N'employer comme traitement consécutif que les

injections aseptiques ou antiseptiques vaginales, sans injections intra-utérines.

Endométrite glandulaire et interstitielle chronique. — Pratiquer soit l'écouvillonage, soit le tamponnement intra-utérin, au moyen d'une bandelette de gaze aseptique, imbibée de la même solution de créosote. Ce tamponnement, suivi du pansement vaginal, est retiré après vingt-quatre heures.

Mêmes soins consécutifs que pour l'endométrite catarrhale (p. 65).

Jules Chéron.

Endométrite cervicale. — Le sulfoïchtyolate d'ammonium est une combinaison d'ichtyol et d'ammonium; c'est le composé le plus utilisé et le plus stable de l'ichtyol.

L'ichtyol, au point de vue physiologique, est un astringent, un desséchant de premier ordre; il anémie et décongestionne les tissus avec lesquels il est mis en contact et cela, avec une rapidité qui en fait un antiphlogistique très puissant.

Le badigeonnage de la cavité utérine avec l'ichtyol ne donne pas d'amélioration très nette dans le catarrhe utérin.

En revanche, le sulfoïchtyolate d'ammonium agit avec une grande rapidité, dans le *catarrhe cervical*, les *ectropions* et la *congestion du col*.

Après quelques badigeonnages du canal cervical avec un mélange d'ichtyol et de glycérine, les malades déclarent elles-mêmes qu'elles ne perdent plus ces mèches muco-purulentes ou purulentes qui se détachaient de l'utérus plusieurs fois par jour et que les autres modes de traitement modifiaient, atténuaient, mais ne parvenaient pas à faire disparaître complètement.

Dans les cas d'ectropions congestionnés, violacés, boursouflés, si on a recours aux tampons ichtyolés, on voit bientôt les ectropions se dessécher, pâlir, diminuer de volume, en même temps que le col tout entier revient à la coloration normale.

Voici les formules employées :

N° 1.	Sulfoïchtyolate d'ammonium. .	10 gr.
	Glycérine neutre à 30° Baumé .	40 —

Pour badigeonnages du canal cervical, une fois tous les quatre ou cinq jours, à l'aide de la sonde de Playfair, entourée de ouate hydrophile qu'on imbibe avec le mélange précédent.

N° 2.	Sulfoïchtyolate d'ammonium. .	20 gr.
	Glycérine neutre à 30° Baumé .	200 —

Pour pansements vaginaux.

ENTÉROCÈLE VAGINALE.

Tillaux.

Réduire la tumeur formée par les anses de l'intestin grêle et la maintenir réduite à l'aide d'un pessaire.

ÉPITHÉLIOMA DU VAGIN.

Jules Chéron.

Prescrire :

Eau	200 gr.
Carbonate de potasse.	18 —
Laudanum de Sydenham	5 —

Mêler. — Faire, matin et soir, une injection tiède

avec 1 litre d'eau, additionné de deux à trois cuillerées de la solution ci-dessus.

ÉROSIONS DU COL DE L'UTÉRUS.

Doléris.

Le traitement doit viser :

1° L'érosion simple ;

2° Les érosions secondaires ;

3° Les cols non érodés, mais anciennement malades et sur lesquels s'est effectué déjà le travail de cicatrisation.

Érosion simple. — Les cautérisations présentent l'inconvénient de favoriser et de hâter la cicatrisation superficielle des orifices glandulaires et des espaces situés entre ces orifices.

Il vaut mieux un traitement antiseptique anodin, qui laisse le champ libre à la réparation spontanée : les tampons de glycérine, rendue antiseptique par l'iodoforme ou par tout autre substance, les injections, etc.

Le cautère actuel guérit plus sûrement, parce qu'il détruit tout ; mais, outre qu'il est dangereux, il offre le grave inconvénient d'enlever, à la malade, presque à coup sûr, toute aptitude à la fécondation.

Érosions secondaires. — Elles ne sont susceptibles de guérison que par les moyens chirurgicaux, plastiques ou mixtes, c'est-à-dire par les moyens qui impliquent l'ablation de la partie malade et la restauration de la forme.

Cols cicatriciels déformés. — Il en est de même pour les cols volumineux déformés, cicatriciels, hypertrophiés, etc., avec dégénérescence kystique des glandes.

ÉRUPTION DU COL DE L'UTÉRUS.

Auvard.

1° *Injection.* — Pratiquer une injection vaginale, matin et soir, avec de l'eau bouillie refroidie.

2° *Pansement.* — Appliquer ensuite des pansements vaginaux composés du mélange suivant :

Acide borique pulvérisé .	ää parties égales
Alun pulvérisé	

Laisser en place le pansement, pendant douze eures.

FIBROMES UTÉRINS.

Verneuil.

L'intervention chirurgicale est nécessaire dans les cas de fibromes déterminant des accidents graves, mais dans une bonne partie des cas, les fibromes sont curables par des moyens ordinaires.

La mort par fibrome utérin est une véritable exception.

Tillaux.

I. Traitement médical. — Contre les *hémorragies* : glace sur le ventre, injections chaudes, ergotine, tamponnement.

Contre les *douleurs* : opium.

Contre les *phénomènes de compression* : coucher la malade, la tête renversée, le bassin fortement incliné.

II. Traitement hydrothérapique. — Hydrothérapie. Saison à Salins, ou à Salies-de-Béarn.

III. Traitement électrique. — Employer les courants continus. Introduire un excitateur dans le vagin, jusqu'au col utérin et même dans l'utérus. Appliquer sur le ventre la plaque qui forme l'autre pôle. Intervertir les courants, pour éviter la production des escarres.

IV. Traitement chirurgical. — 1° *Hystérectomie.* — La gravité de l'*hystérectomie* tend à devenir moindre, aujourd'hui que l'on commence à avoir une certaine habitude de la pratiquer.

2° *Castration.* — La *castration* est possible dans certains cas.

Mais, il y a d'autres cas où l'ovaire ne peut être trouvé. On ne peut donc pas dire qu'elle est toujours plus aisée que l'hystérectomie.

La castration n'atteint pas à coup sûr son but et ne peut parer aux phénomènes de compression et de douleur. Il faudrait être certain que sous son influence les fibromes diminuent toujours de volume.

Réserver l'ablation des ovaires pour les fibromes utérins avec hémorragie, sans phénomènes de compression, sans douleur.

Terrier.

Pratiquer d'abord la laparotomie.

Inciser ensuite l'utérus jusqu'au fibrome qu'on énuclée, qu'on enlève.

Rejoindre les lèvres de la plaie par des sutures profondes et superficielles.

S'il y a du pus, suturer la poche utérine à la plaie utérine abdominale et traiter cette cavité.

Péan.

Lorsque l'utérus est volumineux et bourré de fibromes, faire l'évidement central par énucléation et morcellement des fibromes.

Dujardin-Beaumetz.

Prescrire :

Ergotine	0 gr. 50
Beurre de cacao	5 —

Pour un suppositoire.

Jules Chéron.

Frictions, matin et soir, sur les reins avec :

Chloroforme.................	10 gr.
Ether.....................	25 —
Alcool camphré.............	90 —

Lucas Championnière.

I. Traitement chirurgical. — En principe, l'opération est la seule intervention qui mérite le nom de *radicale*.

Toutes les fois que, chez une jeune femme, le corps fibreux est très gros et donne lieu à des accidents sérieux : douleurs, hémorragies, etc..., c'est à l'*hystérectomie* ou à l'*ablation des ovaires* qu'il faut s'adresser, suivant les circonstances.

La destruction des tumeurs par les cautères et les serre-nœuds est une pratique mauvaise, à cause des hémorragies.

La section multiple, le morcellement du fibrome est préférable : couper ces tumeurs avec des ciseaux, et les enlever par morceaux. On triomphe facilement de l'hémorragie par le tamponnement antiseptique. On évite l'infection de la plaie, quand on a affaire à une tumeur ulcérée et en putréfaction, au moyen d'un tamponnement renouvelé au bout de huit jours, s'il y a lieu.

La *laparotomie* est seule efficace; toutefois, il ne faut pas procéder à l'opération, avant d'avoir, par une bonne hygiène, assuré la régularisation des époques menstruelles, et d'avoir employé la révulsion : vésicatoires, pointes de feu. Pour la laparotomie, on devrait mutiler moins souvent qu'on ne le fait. Quelquefois on doit se contenter de détruire les adhérences; d'autres fois, d'enlever les annexes d'un côté seulement; mais, dans le plus grand nombre des cas, aujourd'hui où l'on n'intervient que très tard, il y a lieu de faire l'ablation bilatérale des annexes.

II. Traitement électrique. — 1° *Indications.* — L'électricité est indiquée, chez les femmes dont l'âge est voisin de celui de la ménopause, chez celles qui offrent des accidents de médiocre intensité, sans augmentation notable du volume des tumeurs, enfin chez celles qui sont inopérables.

2° *Manuel opératoire.* — Comme excitateur utérin, se servir d'olives ou d'index en platine, portés sur une tige isolée et malléable, pour pouvoir lui donner la courbure nécessaire.

Comme électrode, préférer l'électrode en étain recouverte d'amadou et de peau de chamois ou un gâteau de terre glaise.

Au lieu de pénétrer dans la matrice, appliquer l'électrode dans la cavité du col, ou même la mettre simplement en contact avec cet organe. Ne pas dépasser 70 milliampères, — en employer généralement 50 à 60.

Les séances ont une durée de cinq à douze minutes. Une pratique importante, c'est le renversement des pôles, dont les effets sont immédiats. Le grand mérite de cette méthode est d'atténuer les symptômes. Le résultat n'est, du reste, obtenu que progressivement; aussi, est-il nécessaire de prolonger le traitement, qui est fastidieux et exige beaucoup de patience de part et d'autre; il ne doit être interrompu que momentanément, sous peine de voir la tumeur reparaître avec ses accidents.

Avec des intensités électriques modérées, qui ne sont nullement dangereuses, on peut obtenir des guérisons symptomatiques satisfaisantes et peut-être des guérisons définitives dans certaines conditions favorables.

En cas d'échec, il est toujours temps de discuter l'intervention chirurgicale.

III. Traitement médical. — Faire prendre le matin, à jeun, 50 centigrammes de poudre de sabine, en une seule fois, et cela pendant plusieurs années, en suspendant l'usage du remède pendant trois semaines, tous les deux mois.

IV. Traitement thermal. — Cure de six semaines à deux mois, aux eaux thermales chlorurées (Salins et Salies-de-Béarn).

V. Régime. — Séjour au lit, pendant toute la durée des règles.

Les douleurs cessent; le corps fibreux diminue; les besoins d'uriner s'éloignent, la constipation disparaît et les menstrues s'établissent régulièrement.

Terrillon.

Si les fibromes sont recouverts par la muqueuse, couper celle-ci pour les décortiquer et les broyer.

S'ils proéminent sans pédicule dans la cavité utérine, les attaquer directement, sans décortication de la muqueuse qui n'existe pour ainsi dire plus.

Ce traitement peut rendre service dans les cas d'hémorragies ou de douleurs expulsives très vives.

Quant au danger de perforer l'utérus, en morcelant la tumeur, il est conjuré par la présence du doigt indicateur, qui guide l'instrument et donne la notion exacte de l'endroit où le chirurgien opère.

Le morcellement est le seul moyen d'attaquer ces tumeurs qui ne peuvent être enlevées par l'hystérectomie abdominale, à cause de l'impossibilité de pédiculiser une aussi vaste surface.

Fibromes avec hémorragies. — Enlever l'ovaire et les trompes.

Il est nécessaire d'enlever l'ovaire en totalité, sans cela on échoue.

Il existe beaucoup d'exemples de réussite.

Bouilly.

Le traitement des fibromes doit varier essentiellement suivant leur volume, leur conformation et leurs rapports, et il est nécessaire, à ce point de vue, d'établir un certain nombre de catégories. Les cas justiciables d'une intervention paraissent être les suivants :

1° *Fibromes à évolution rapide*;

2° *Fibromes ayant atteint un volume* tel qu'ils compromettent l'existence;

3° *Fibromes comprimant le rectum ou la vessie*;

4° *Fibromes hémorragiques*;

5° *Fibromes douloureux*, dans lesquels la douleur dépend soit d'une lésion des annexes, soit d'une mobilité anormale de la tumeur;

6° *Dégénérescence kystique* ;

7° *Coexistence d'ascite*;

8° *Fibromes faisant saillie* dans la cavité utérine ou même dans la cavité vaginale;

9° *Fibromes du corps de l'utérus*, compliqués d'une dégénérescence épithéliale du col.

I. Traitement par l'ablation des annexes. — 1° *Indications*. — Il importe de les préciser ; elles sont fournies essentiellement par les hémorragies et la douleur :

a. Les *hémorragies* doivent être des ménorragies, pour qu'il y ait indication d'ablation des annexes ; quand, au contraire, il y a, en dehors des règles, un suintement sanguin intermittent, dû à l'existence d'un fibrome sous-muqueux ou même faisant saillie dans la cavité utérine, et non plus interstitiel, l'indication est tout à fait différente.

b. Au point de vue de la *douleur*, il faut bien savoir que, d'une façon générale, les fibromes, même les plus volumineux, ne sont pas douloureux, et que, chaque fois qu'il y a des douleurs continues ou paroxystiques, elles sont dues le plus souvent à des lésions des annexes ; c'est donc là une indication formelle pour l'ablation de ces annexes.

2° *Opération*. — Quand on se trouve en présence de ces indications, il faut opérer sans retard et faire l'ablation directe des annexes.

Le résultat est excellent et se maintient parfaitement dans la suite ; les pertes sanguines sont supprimées soit d'emblée, soit dans les mois suivants, et les douleurs disparaissent comme par enchantement. Il y a une réduction considérable du volume du fibrome, aboutissant à la disparition presque complète pour ceux qui ne dépassaient pas le volume du poing, et correspondant à une diminution de moitié ou d'un tiers, après deux ou trois ans, pour des fibromes qui atteignaient l'ombilic.

Quand l'indication opératoire peut être remplie par un moyen plus simple que l'ablation directe, il ne faut pas hésiter à le préférer à celle-ci, car on a un peu trop abandonné le traitement indirect par l'ablation des annexes.

II. Traitement par l'hystérectomie. — Faire l'*hystérectomie totale* dans le cas de fibromes, pour lesquels il y a avantage à supprimer tout moignon utérin.

Pozzi.

I. Hystérectomie vaginale. — La technique de l'*hystérectomie vaginale* s'est perfectionnée au point de permettre d'enlever facilement et presque sans danger la grande majorité des corps fibreux pelviens, pour lesquels l'hystérectomie abdominale présente une réelle gravité.

Appliquer l'hystérectomie vaginale avec morcellement et forcipressure.

II. Hystérectomie abdominale. — Réserver l'ablation des annexes pour les cas où une contre-indication réelle existe vis-à-vis de l'extirpation de l'utérus : par exemple la débilité extrême de la malade ou la situation pelvienne et intra-ligamentaire de fibromes trop volumineux pour être enlevés par la voie vaginale; en pareils cas, en effet, l'hystérectomie abdominale est considérablement aggravée.

III. Castration. — La *castration* est un pis-aller, auquel il faut avoir rarement recours.

L'extirpation de l'utérus par le vagin n'est pas plus grave que cette opération et elle est beaucoup plus efficace.

La castration ne porte pas remède aux phénomènes de compression dus à la présence des fibromes même assez petits, notamment à la compression du rectum et à celle si redoutable des uretères.

La castration, combinée avec une *myomectomie* partielle et suivie de *laparo-hystéropexie* de l'utérus fibromateux, suffit quelquefois à faire disparaître les accidents; cette série d'opérations comprend : l'ablation des annexes; l'excision du lobe de la tumeur; la fixation de l'utérus myomateux à la paroi abdominale, en utilisant les chefs des fils de soie qui ont servi à serrer le pédicule de la myomectomie. L'utérus est ainsi tout à fait redressé; le rectum et les uretères sont affranchis de la compression; la malade revient à la santé d'une façon remarquable et n'a plus d'hémorragies après l'opération.

G. Richelot.

I. Traitement par la castration. — Dans le traitement des fibromes, la castration a bien sa valeur, mais elle semble aujourd'hui une opération de second ordre.

La *castration ovarienne* réussit plus souvent, et réussit définitivement. Mais elle peut avoir des échecs; bien des cas lui échappent, toutefois il est possible de les distinguer; aussi ne doit-on pas l'adopter systématiquement, par cela seul qu'elle est possible.

Elle est peu dangereuse, si on la réserve pour les cas où elle est indiquée. Et d'abord il faut s'arrêter en présence d'annexes trop difficiles; on peut faire moins ou plus; on peut même s'en tenir à une exploration.

II. Traitement par l'énucléation. — L'énucléation a des avantages, mais elle n'est pas toujours possible.

III. Traitement par l'hystérectomie vaginale. — *L'hystérectomie vaginale* avec morcellement donne d'excellents résultats, et, bien que l'opération ait été dans quelques cas très laborieuse, les suites ont été toujours très bénignes.

IV. Traitement par l'hystérectomie abdominale. — Malgré les succès obtenus par la réduction du pédicule avec ligature élastique perdue, il était nécessaire de perfectionner la technique opératoire, surtout au point de vue de la désinfection du moignon.

Pour cela, cautériser la surface cruentée du moignon avec le thermocautère; cette pratique est très importante. Faire la ligature à la soie et ramener le péritoine par-dessus les ligatures, de manière que le pédicule devienne extra-péritonéal.

Ce procédé est applicable aux plus gros fibromes: grâce à cette modification, le pronostic de l'hystérectomie ne semble pas inférieur à celui de l'ovariotomie.

L'*hystérectomie abdominale* devient elle-même moins dangereuse; la pratique s'améliore et il ne faut donc plus arguer des périls de l'hystérectomie pour se détourner d'elle et chercher autre chose à tout prix; nombre de cas lui appartiennent.

Il faut aussi songer à ce que deviennent les femmes non traitées. Quand la question d'intervenir se pose, c'est que la tumeur donne signe de vie, c'est qu'elle est en évolution plus ou moins active. Supputer les chances que donnent alors les opérations trop graves et celles qu'aurait données plus tôt une opération presque bénigne. La mortalité infime des laparotomies simples disparaît devant les services que cette opération rend au plus grand nombre.

IV. Traitement électrique. — L'*électricité* est le meilleur des palliatifs. Elle peut même suffire au traitement dans quelques cas. Mais il faut renoncer à tout empirisme et lui chercher des indications précises.

Potherat.

Fibromes sous-muqueux. — Les enlever par le col utérin, laissé intact ou sectionné au moyen du morcellement.

Fibromes interstitiels ou sous-séreux. — Recourir à l'intervention intra-abdominale, en suivant la méthode de Segond.

Paul Segond.

Pratiquer l'*hystérectomie vaginale totale.*

Faire le curettage préalable de la cavité utérine, décoller les faces de l'utérus, sectionner transversalement les deux commissures et constituer deux valves cervicales, pincer alors le bord inférieur des ligaments larges, puis morceller par étages et évider l'intérieur de l'organe et la coque périphérique.

Au moment de l'ablation de cette coque, faire la section verticale de ce qui reste de l'utérus, section totale qui le divise en deux moignons, rattachés aux pédicules contenant les vaisseaux. Cette manœuvre permet un placement plus rapide et plus aisé des pinces hémostatiques.

Doléris.

On a vanté le sacrifice des annexes ou de la matrice elle-même, dans les cas de fibromes au début, qui généralement sont caractérisés uniquement par l'hémorragie et dans lesquels on ne peut que suspecter une évolution fibroïde.

L'examen patient et direct, uni à la mise en pratique des petits procédés de la chirurgie, suffit parfois à éviter de tels sacrifices, irréparables autant que fâcheux chez les jeunes femmes.

Par la dilatation progressive, qui s'obtient avec les tentes, et qui, au bout de vingt-quatre à trente-six heures, permet déjà le toucher intra-utérin et rend la paroi utérine aussi accessible à la palpation que peut l'être une membrane souple et amincie, on peut arriver à découvrir aisément l'existence des fibromes souvent très petits et non soupçonnés. On peut pratiquer ainsi, par une intervention rapide et précoce, l'énucléation de fibromes inclus profondément dans les parois utérines.

La dilatation large et progressive par les tentes rend saillantes ces différentes tumeurs et leur ablation par la voie intra-utérine est le plus souvent très aisée.

Ce qui manque le plus aux gynécologistes modernes, habiles dans les grandes pratiques chirurgicales, c'est un peu de patience et le goût du retour à ce qu'avait de bon la vieille gynécologie.

Quénu.

I. Traitement chirurgical. — Si le fibrome siège à la paroi postérieure de l'utérus, sectionner l'utérus, selon le plan antéro-postérieur, présenté par le centre de l'organe ; il se forme deux valves que les ligaments larges attirent latéralement et qui débarrassent le champ opératoire. On n'a qu'une perte de sang très minime et l'on peut de suite agir dans le cul-de-sac de Douglas.

Ce procédé opératoire spécial est très utile, quand il y a des tumeurs solides à extirper.

II. Traitement électrique. — L'électricité est un bon traitement palliatif.

Mais il est difficile de dire quand l'électricité est indiquée. Le siège du fibrome ne suffit pas : l'absence ou la présence de lésions des annexes n'est pas toujours facile à reconnaître.

Appliquer l'électricité, dans les cas où l'opération n'est pas possible, à cause des symptômes présentés par la tumeur, des accidents qu'elle provoque et du mauvais état général de la malade.

Routier.

Il est difficile de donner une formule précise pour le traitement des fibromes utérins. Il faut avant tout diviser les fibromes en catégories diverses :

1° Ceux qui se manifestent par des hémorragies ;

2° Ceux qui gênent par leur volume et qui compriment les organes voisins (*fibromes ultra-ombilicaux*) ;

3° Ceux qui sont douloureux ;

4° Ceux qui ne sont ni douloureux, ni hémorragiques.

Aucune méthode n'est universelle et aux divers cas correspondent des indications différentes.

Fibromes hémorragiques. — Le symptôme prédominant est la métrorragie.

TRAITEMENT PAR LA CASTRATION. — La *castration tubo-ovarienne* est l'opération de choix. Sectionner le pédicule et lier avec de la soie.

Fibromes ultra-ombilicaux. — Ils sont accompagnés de troubles de compression avec ou sans hémorragies. Le fibrome, très gros, remonte au-dessus de l'ombilic, pousse des prolongements dans le petit bassin et produit des phénomènes de compression.

I. TRAITEMENT PAR L'HYSTÉRECTOMIE. — L'*hystérectomie abdominale* avec pédicule externe est l'opération qui convient.

Supprimer les broches à demeure, saisir le tout dans une anse élastique, ou lier les annexes à part, cautériser la muqueuse, puis faire la suture en surjet, bourrer de gaze iodoformée le sillon qui entoure le pédicule : ce pédicule devient dur, sonore. L'enlever avec des ciseaux, vers la troisième semaine.

Rejeter le procédé du pédicule externe, par crainte de l'hémorragie, au cas où il serait trop serré, et du sphacèle, dans le cas contraire.

II. TRAITEMENT PAR LA CASTRATION. — Si le

fibrome volumineux a la forme de l'utérus, si la cavité utérine est grande, si l'on n'a pas la main forcée par les accidents, faire la *castration*. En deux ou trois semaines, la tumeur se cachera derrière le pubis.

Quelquefois la tumeur diminue et fond.

Fibromes douloureux. — Ils sont presque toujours pédiculés et mobiles.

Fibromes non douloureux et non hémorragiques. — I. TRAITEMENT MÉDICAL. — Les toniques, le fer, les bains salés, l'ergotine au moment des règles suffisent. Certaines femmes mêmes sont si peu gênées par leurs fibromes qu'il leur suffit de ne pas se fatiguer au moment des règles.

II. TRAITEMENT ÉLECTRIQUE. — Appliquer avec réserve le traitement électrique.

Chaput.

Gros fibromes sus-ombilicaux. — Ils sont justiciables de l'hystérectomie abdominale.

Petits fibromes. — Ils doivent être traités par l'ablation vaginale (morcellement).

Fibromes moyens. — I. TRAITEMENT PAR L'EXTIRPATION TOTALE VAGINO-ABDOMINALE. — L'opération se pratique en deux temps : 1° amputer le col par le vagin; 2° le reste de la tumeur sortira dans l'incision abdominale avec la plus grande facilité.

II. TRAITEMENT PAR LA CASTRATION. — La castration utérine est aussi grave ou même plus grave que l'extirpation totale vagino-abdominale, et présente en outre des inconvénients pour l'avenir (retour des hémorragies, augmentation de la tumeur, sphacèle, migration des fibromes dans le vagin, dégénérescence kystique, sarcomateuse ou épithéliale); cette opération est appelée à disparaître.

Ceux qui veulent profiter des chances possibles d'une castration facile peuvent d'abord enlever le col par le vagin ; on incisera ensuite l'abdomen avec la certitude de guérir sa malade, soit par la castration, soit, en cas d'impossibilité de cette dernière, par l'ablation totale du reste de la tumeur.

Dans les cas d'extirpation de tumeurs fibreuses, employer le procédé suivant d'hémostase du pédicule par la ligature directe des vaisseaux. Appliquer d'abord une ligature élastique provisoire, puis sur la circonférence du moignon, placer une couronne de pinces qu'on enlève au fur et à mesure, en liant les vaisseaux.

Guinard.

On peut, sans compromettre une grossesse en cours, pratiquer des opérations abdominales, en particulier une *myomectomie* chez une femme enceinte de trois mois, même pour des tumeurs attenant à l'utérus.

Après l'opération, l'utérus gravide reprend sa position sur la ligne médiane, et la patiente accouche en général normalement.

FIBROMYOMES UTÉRINS.

Péan.

L'ablation des fibromyomes interstitiels et sous-péritonéaux était considérée autrefois comme très périlleuse et on ne la tentait que lorsqu'on avait affaire à des tumeurs d'un très gros volume, ou quand les accidents provoqués étaient fort graves.

Il n'en est plus de même aujourd'hui.

1° Toute tumeur fibreuse sous-muqueuse et interstitielle du corps de l'utérus doit être enlevée de bonne heure ;

2° Donner la préférence aux procédés qui permettent de conserver l'utérus ;

3° Employer alors la voie abdominale, quand la tumeur est volumineuse ; la voie vaginale, quand elle est petite ou moyenne ;

4° Si l'on est obligé de saillir l'utérus trop largement, enlever en totalité l'utérus et ses annexes ;

5° Dans les cas de fibromes interstitiels prenant naissance sur la face postérieure de l'utérus et descendant dans l'épaisseur de la cloison recto-vaginale, utiliser le procédé suivant :

Au moyen de deux pinces à mors longs et dentés, saisir fortement le périnée et la cloison recto-vaginale avec l'un des mors engagé dans le vagin, l'autre étant placé dans le rectum. L'hémostase préventive étant ainsi obtenue, inciser les tissus dans l'intervalle des pinces, sur la ligne médiane. Dès que la partie inférieure de la tumeur est mise à nu, elle apparaît entre les muqueuses du vagin et du rectum.

Saisir la tumeur avec des pinces à mors dentés, l'abaisser, la morceler et l'extraire par fragments (les vaisseaux qui entourent la tumeur étant comprimés par des pinces). Placer à demeure dans la vaste cavité laissée par la tumeur un gros tube élastique fenêtré et quelques éponges antiseptiques.

Terrillon.

On obtient d'excellents résultats par la méthode de traitement du pédicule dans l'hystérectomie avec pédicule externe, et par celle de l'abandon du pédicule dans l'abdomen après ligature élastique. Il ne s'agit ici, bien entendu, que des ablations sus-vaginales de l'utérus pour fibromyomes avec ouverture de la cavité utérine.

I. Hystérectomie sus-vaginale avec pédicule externe. — Supprimer toute suture séro-séreuse du pédicule, comme constituant un temps opératoire long et inutile; se contenter de réaliser l'obturation cherchée, en serrant fortement le dernier fil de suture de la paroi abdominale, le pédicule se trouve suffisamment embrassé par la boutonnière pariétale; au bout de quelques heures, l'agglutination des surfaces est faite.

La manœuvre de Schrœder prolonge en effet l'opération, multiplie les manipulations du péritoine et peut provoquer un abondant épanchement de sang, qu'il est impossible de surveiller.

Pour maintenir le caoutchouc, supprimer tout instrument spécial, plus ou moins compliqué, susceptible de soulever le pansement et d'ouvrir la porte à l'infection. Saisir les deux chefs entre-croisés de la ligature élastique, fortement tendue avec une pince à clamp ordinaire, celle qui sert à fixer et à couper les ligaments larges. Lorsque le pédicule est préparé et prêt à être fixé, poser au delà de la pince, sur les fils de caoutchouc entre-croisés, une forte ligature avec un cordonnet de soie. Un double nœud, solidement serré, arrête cette anse de fil; les deux chefs sont ensuite coupés près de la ligature. Comme lien élastique, abandonner les tubes pleins, qui cassent spontanément, deux ou trois jours après leur application et se servir comme caoutchouc d'une sonde en caoutchouc rouge de Nélaton, nos 14 et 15 de la filière.

Pour cela, détruire le vernis, qui se trouve à sa surface, par l'immersion prolongée dans le permanganate de potasse, puis laver la sonde à l'eau bouillie et au savon. Enfin la plonger dans un tube contenant une solution de sublimé à 2/100 et la porter pendant vingt minutes à une température de 130 degrés, dans l'autoclave.

Dessécher le pédicule et son pourtour. Ce dessèchement s'obtient en recouvrant la surface du pédicule d'un mélange formé de :

Tannin réduit en poudre fine. . .	3	parties
Iodoforme.	1 ou 2	—

Avoir soin de faire pénétrer cette poudre entre la plaie abdominale et la base du pédicule, avant de serrer la ligature de la boutonnière abdominale.

Continuer l'usage de cette poudre tous les quatre ou cinq jours, tant que durera le traitement du pédicule, lorsque, vers le douzième jour, on le coupera, on en remplira la cavité résultant de l'enfoncement du moignon. On renouvelle la poudre tous les quatre à cinq jours.

II. Hystérectomie sus-vaginale avec pédicule rentré dans l'abdomen. Ligature en caoutchouc ou ligature perdue. — Le principe de la méthode consiste à obtenir, après l'ablation de la tumeur fibreuse, un pédicule assez mince et assez résistant pour que l'on puisse appliquer une ligature élastique circulaire, empêchant toute perméabilité des vaisseaux sanguins. Lorsque le pédicule est trop gros, on peut l'éviter, en enlevant une certaine quantité du tissu qui entoure la cavité utérine, de façon à pouvoir appliquer la ligature avec chance qu'elle agisse bien. L'évidement doit être limité ; sinon, on s'exposerait à avoir un moignon conique, qui permettrait à la ligature de glisser.

On prendra la précaution, lorsque le col utérin devra être coupé très près des culs-de-sac vaginaux, de ne pas emprisonner dans la ligature le cul-de-sac upérieur de la vessie.

La désinfection de la surface du moignon et surtout de la cavité utérine a une influence capitale sur le succès de cette opération.

La surface de cette section sera cautérisée au fer rouge avec le couteau du thermocautère.

Pour désinfecter la surface utérine, on abrasera d'abord la muqueuse avec un bistouri bien tranchant, puis on cautérisera la surface abrasée avec le couteau du thermocautère.

Il est bon de saupoudrer la surface du moignon avec de l'iodoforme finement pulvérisé. On peut alors abandonner le fond du pédicule, qui descend rapidement au fond du bassin. Cependant, avant de terminer l'opération, au bout de quelques minutes, on ramènera le moignon au dehors et on l'examinera de nouveau ; on s'assurera s'il ne s'est produit aucun glissement. Ce pédicule définitivement rentré, on dégagera les anses intestinales qu'il entraîne dans le fond du bassin et qu'il pourrait comprimer.

A quel procédé faut-il donner la préférence ? Ces méthodes ont chacune leurs indications.

Dans les cas de pédicule long et volumineux, on pourra choisir le procédé avec pédicule externe, mais en sachant bien que ce procédé a deux grands inconvénients ; d'une part, la longueur de la guérison de la plaie anfractueuse, laissée par le pédicule, après sa chute, qui expose la malade à la septicémie ; d'autre part, la fréquence des hernies et même d'une éventration au voisinage du pédicule, si la malade ne porte pas continuellement une ceinture munie d'une pelote spéciale.

Lorsque le pédicule sera court et lorsqu'on pourra l'amincir suffisamment, on emploiera avec avantage la méthode avec pédicule interne, qui est plus sûre et plus rapide.

Jules Chéron.

Fibromyomes intra-pariétaux. — I. TRAITEMENT ÉLECTRIQUE. — Les intermittences rythmées du courant continu sont indiquées, puisqu'elles offrent l'avantage de donner une action interpolaire décongestive très énergique, sans produire d'action locale caustique.

II. TRAITEMENT PAR LE MASSAGE DE L'UTÉRUS. — Avec ou sans l'aide des intermittences rythmées du courant continu, le *massage* de l'utérus myomateux peut remplir l'indication principale : décongestionner rapidement l'utérus et les tumeurs fibreuses qu'il contient dans ses parois, et, par cela même, diminuer légèrement le volume des tumeurs, les empêcher de s'accroître, faire cesser les sensations de pesanteur, de brûlure, et supprimer la névralgie lombo-abdominale, symptomatique de l'état congestif.

1° *Technique.* — La technique à suivre est des plus simples :

Deux doigts de la main gauche, placés sur le col, au niveau du cul-de-sac postérieur, immobilisent l'utérus, pendant que la main droite, placée sur l'abdomen, au niveau de la partie supérieure de l'utérus, exerce une série de compressions sur le fond de l'organe, d'abord sous la forme de mouvements circulaires de plus en plus profonds, puis sous la forme d'expressions de plus en plus fortes, à mesure que la sensibilité à la pression s'atténue.

Chaque séance doit durer de quatre à cinq minutes, les premiers jours, puis on augmente progressivement la durée des massages, jusqu'à dix minutes.

Une séance tous les jours, sauf pendant l'époque des règles.

2° *Résultats.* — Dès la fin de la première semaine, la malade se sent plus légère ; il lui semble que son ventre est moins volumineux et moins lourd ; la névralgie lombo-abdominale s'atténue, les sensations de brûlure interne disparaissent.

A l'examen au spéculum, on constate que le col, autrefois violacé et volumineux, reprend sa coloration rosée normale et diminue de volume.

L'amélioration est telle, au bout de cinquante à soixante massages, que les malades n'ont plus aucune gêne et qu'elles tolèrent bien leur tumeur. Cette amélioration persiste quelquefois pendant dix-huit mois à deux ans.

Reclus.

Lorsque les tumeurs sont stationnaires et ne traduisent leur existence par aucun symptôme pénible, s'abstenir de toute intervention.

I. Traitement médical. — Lorsque des douleurs, des métrorragies surviennent, tenter un traitement médical qui aura pour bases : le repos, l'*Hamamelis virginica*, l'ergotine, les lavements à 55 degrés centigrades, le curettage.

II. Traitement chirurgical. — Si cette thérapeutique ne réussit pas, si la tumeur s'accroît, pratiquer alors :

La *castration tubo-ovarienne*, si la malade est affaiblie ;

L'*hystérectomie abdominale*, si la tumeur atteint l'ombilic ;

L'*hystérectomie vaginale*, si la matrice ne s'élève que de quelques travers de doigt au-dessus du pubis.

Doléris.

Les dangers de la temporisation sont grands à cause de l'hémorragie et des complications possibles.

Il faut donc opérer d'autant plus vite que la technique opératoire s'est aujourd'hui beaucoup améliorée et qu'on obtient une proportion très considérable de guérisons.

Il faut opérer, en pratiquant l'*ablation par la voie abdominale*. C'est la méthode que Guermonprez, Lannelongue de Bordeaux et Reverdin de Genève ont mise en honneur, mais qui n'est plus assez appréciée en France.

FISTULES FÉCALES.

Le Dentu.

Quand la fistule est haut située et quand le périnée est intact, boucher la perforation recto-vaginale par une véritable autoplastie.

Léon Labbé.

Si la fistule est bas située et si le périnée est déchiré et aminci, on peut fendre tous les tissus du périnée depuis la fistule jusqu'à l'anus inclusivement, comme dans la fistule anale, aviver les bords de la fistule et diriger la cicatrisation du fond vers la superficie.

Ch. Monod.

Reconstituer de suite le périnée par la *périnéorraphie*, comme dans la rupture complète.

Ce procédé est bien supérieur à la cicatrisation spontanée, qui peut manquer et qui laisse un périnée toujours insuffisant.

FISTULES RECTO-VAGINALES.

Terrier.

Lorsqu'on se trouve en présence de *fistules recto-vaginales*, siégeant derrière le col, et compliquées de collection purulente dans le cul-de-sac recto-utérin, aborder la collection par la voie sacrée, passer entre le vagin et le rectum, ouvrir la poche purulente et suturer l'orifice intestinal seulement.

Le résultat est en général le suivant : guérison des accidents inflammatoires. La fistule recto-vaginale reste guérie pendant quelque temps, mais la communication entre le vagin et le rectum subsiste.

Il faudrait suturer non seulement l'orifice rectal, mais encore l'orifice vaginal.

Il faudrait imprimer, soit au vagin, soit au rectum, un mouvement autour de son axe, de façon à détruire le parallélisme des deux orifices.

Lucas Championnière.

On n'a pas encore trouvé une opération définitive et capable de guérir toutes les fistules recto-vaginales.

Pourquoi ne couperait-on pas le périnée ; c'est un temps insignifiant de l'opération. La plaie périnéale se réunit toujours. Quand on échoue, ce n'est pas la section qui est cause de l'insuccès. L'échec provient de la non-oblitération de la fistule.

Il est bon de faire une suture du côté du rectum, après avoir pratiqué la section du sphincter.

On doit faire trois étages de sutures pour réparer ces fistules. Malgré ces précautions, l'opération peut échouer.

En somme, rien n'est plus variable que les résultats des opérations faites pour remédier à une fistule recto-vaginale. Il y a des conditions spéciales et mal connues, qui font que l'on obtient tantôt des succès, tantôt des insuccès.

Félizet.

Dans un premier temps, la cloison recto-vaginale est dédoublée et la fistule coupée en travers, de telle sorte qu'elle est transformée en une double fistule : *fistule recto-périnéale* et *fistule vagino-périnéale*.

La première est traitée, comme une fistule anale vulgaire, par l'incision et les pansements antiseptiques.

La seconde guérit facilement, avec l'aide de quelques cautérisations au nitrate d'argent, du fait de son isolement des matières et des gaz.

Ce procédé, joint à la suture de la fistule vagino-périnéale, semble devoir suffire dans le cas de brèche étendue.

Pozzi.

Fistules avec déchirure périnéale ou large détérioration du périnée. — TRAITEMENT PAR LA PÉRINÉORRAPHIE. — Il faut traiter ces fistules, en faisant la périnéorraphie, sans s'inquiéter du trajet recto-vaginal.

1° *Procédé de Lawson-Tait.* — Tous les procédés de périnéorraphie sont bons. Celui de Lawson-Tait est supérieur aux autres. Dans la majorité des cas, c'est la meilleure opération à faire.

Pour l'exécuter, on peut choisir tel ou tel procédé, chacun d'eux peut être suivi de succès ; toutefois, on a plus de chances de réussir, en pratiquant un large dédoublement, qui a pour avantage de ménager l'étoffe et de permettre de mobiliser le rectum et, par suite, de détruire le parallélisme des deux ouvertures fistuleuses.

Néanmoins, de ce que le succès peut être ainsi obtenu dans différentes circonstances, il ne s'ensuit pas que ce procédé doive toujours être regardé comme le procédé de choix.

2° *Procédé de Le Dentu.* — S'agit-il d'une fistule petite, à orifice étroit, non calleux, chez une femme ayant un bon périnée, on peut opérer par le vagin et employer un des procédés de dédoublement recommandés par Le Dentu.

Dans certains cas, on peut oblitérer successivement l'orifice vaginal et l'orifice rectal du trajet.

Fistules non compliquées de déchirure du périnée. — Dans les cas où le périnée est intact, que la fistule soit haut ou bas située, qu'elle siège au-dessus de la région sphinctérienne, ou qu'elle se trouve située très haut, près du col de l'utérus, il y a deux manières possibles de réparer la perforation :

1° En employant le procédé à large dédoublement avec périnéorraphie;

2° En pratiquant, non pas seulement un simple avivement, mais encore un dédoublement, qui peut être exécuté de différentes façons.

Bazy.

Quand il existe une fistule recto-vaginale, il faut faire la *périnéorraphie*, sans s'occuper de la fistule.

Quand le sphincter anal est conservé, il faut bien se garder d'en faire la section.

Routier.

Pratiquer l'opération en trois temps :

Premier temps : section du périnée;

Deuxième temps : résection des bords de la fistule;

Troisième temps : suture du périnée.

FISTULES URÉTÉRO-VAGINALES.

Bazy.

I. TRAITEMENT PAR LA NÉPHRECTOMIE. — Les fistules urétéro-vaginales consécutives au pincement de l'uretère et à son oblitération ont été traitées jusqu'ici par la néphrectomie (1).

II. TRAITEMENT PAR LA GREFFE. — On a essayé de greffer l'uretère dans le colon, mais c'est substituer une infirmité à une autre moins pénible, il est vrai ; c'est en outre faire un abouchement antiphysiologique, qui peut, dans certains cas, être dangereux.

III. TRAITEMENT PAR L'URÉTÉRO-CYSTONÉOSTOMIE. — Dans le cas de fistule urétéro-vaginale avec oblitération de l'uretère, pratiquer l'*urétéro-cystonéostomie*, c'est-à-dire l'abouchement artificiel de l'uretère dans la vessie après une laparotomie préalable.

1° *Technique.* — Dès que le diagnostic de fistule urétéro-vaginale est posé, pratiquer la laparotomie et chercher l'extrémité inférieure de l'uretère.

Après ponction de l'uretère, sectionner ce canal, inciser la vessie au voisinage et réunir les lèvres de l'incision urétérale à celles de l'incision vésicale par des sutures à la soie ; suturer le péritoine par dessus et refermer le ventre, après avoir mis une mèche aseptique.

A partir de l'opération, la malade ne perd plus une goutte d'urine par le vagin.

L'uretère et la vessie reçoivent chacun une sonde à demeure en caoutchouc rouge, qu'on laisse en place pendant cinq jours.

(1) Voyez Paul Lefert, *La pratique des Maladies des Voies Urinaires*, article *Néphrectomie*.

L'examen cystoscopique, pratiqué un mois après, permet de voir l'orifice urétéral, sous la forme d'une fente ovalaire dirigée obliquement de haut en bas et de dedans en dehors (en sens inverse de l'orifice normal), d'une longueur de 1 centimètre environ.

Il est donc possible, en présence d'une infirmité aussi pénible qu'une fistule urinaire, de faire de la chirurgie réparatrice et conservatrice à la fois.

2° *Indications.* — L'opération convient surtout aux cas où ni l'uretère, ni le bassinet, ni les reins ne sont infectés.

Elle pourrait convenir aussi aux cas où ces conduits seraient infectés, car il serait peut-être possible de les désinfecter au moyen de la sonde urétérale. On restreindrait ainsi les indications de la néphrectomie dans ces cas.

Cette opération peut aussi convenir à tous les cas d'hydronéphrose causée par une lésion accidentelle, chirurgicale ou primitive, ayant amené l'oblitération avec fistule urétéro-muqueuse ou urétéro-cutanée ou bien le rétrécissement de l'extrémité vésicale de l'uretère.

3° *Résultats.* — Avec cette opération, on peut :

a. Guérir une infirmité, sans lui en substituer une autre ;

b. Conserver le rein et, tout en le conservant, rétablir son fonctionnement physiologique.

FISTULES URÈTRO-VAGINALES.

Polaillon.

I. Manuel opératoire. — Tailler sur la muqueuse de la paroi supérieure de l'utérus un lambeau en forme de pont.

Décoller ce lambeau de muqueuse d'avant en arrière.

L'abaisser au niveau de la fistule, et le suturer au bord antérieur et au bord postérieur de celle-ci, de manière à ce que le canal de l'urètre passe au-dessus de lui.

II. Traitement consécutif. — Maintenir l'ouverture de ce canal inodulaire par une sonde à demeure pendant la cicatrisation.

Plus tard, empêcher le rétrécissement du canal par des cathétérismes plus ou moins fréquents.

FISTULES VÉSICO-VAGINALES.

Lannelongue.

Le principe du traitement chirurgical repose sur une disposition anatomique qu'on rencontre quelquefois dans les fistules vésico-vaginales et sur laquelle l'attention n'avait pas été suffisamment arrêtée. Cette disposition consiste dans le prolapsus que fait parfois la vessie à travers les lèvres de la fistule; or, ce prolapsus n'est pas formé par une invagination du sommet vésical ou des parties éloignées, mais bien par les parties adjacentes à la fistule, surtout par la paroi postérieure, qui est libre de toute adhérence et qui se laisse alors refouler par le poids des viscères abdominaux; elle vient faire bouchon dans la fistule.

C'est ce prolapsus qu'il faut utiliser pour remédier à une destruction très étendue de la cloison vésico-vaginale; il faut aviver de manière à constituer un lambeau vésical qui prenne place sur la paroi antérieure du vagin.

Félizet.

Faire l'incision prérectale de Nélaton, dédoubler le

périnée, passer une sonde cannelée de l'orifice périnéal à l'orifice rectal et opérer cette fistule à l'anus; laisser la fistule vaginale; la malade guérit en un mois.

Paul Segond.

Distinguer les fistules haut situées et les fistules bas situées.

Fistules haut situées. — Éviter la section du périnée, que l'on doit, au contraire, chercher à conserver.

Fistules bas situées. — Ordinairement le périnée est effondré; guérir la fistule et faire la *colpopérinéorraphie.*

Dans les cas où, avec une fistule bas située, le périnée est très beau, employer le procédé Félizet ou le procédé Guérin-Quénu; mais ces cas sont rares.

Quénu.

Suturer l'orifice rectal, l'orifice vaginal, puis drainer.

Ce procédé ménage le périnée et parait très rationnel.

GASTRALGIE MENSTRUELLE.

Jules Chéron.

Au moment des crises, prescrire :

Bromure de potassium	4 gr.
Teinture d'aconit................	1 —
Chlorhydrate de morphine	0 — 02
Eau distillée	95 —

Une cuillerée à café, toutes les heures, jusqu'à sédation.

Traiter en outre l'endocervicite (1).

GÉNITALITE.

Auvard.

La génitalite est l'inflammation des organes génitaux de la femme, produite par un agent infectieux.

Génitalite aiguë. — Calmer l'inflammation, l'amener à la période chronique.

Ordonner le repos complet au lit, défendre à la malade de se lever, même pour les besoins de la miction et de la défécation.

Donner une alimentation liquide et composée de lait, de bouillon et de boissons alcooliques (grogs, champagne).

I. Traitement local. — Appliquer sur le ventre, dès le début, un sac de caoutchouc rempli de glace (en interposant entre le sac et la peau une flanelle pliée en double, afin d'éviter la congélation).

A défaut de glace, appliquer des compresses d'eau froide, recouvertes de taffetas gommé.

Pratiquer en même temps une émission sanguine locale, soit au moyen de ventouses scarifiées, soit avec quatre ou cinq sangsues placées au niveau des plis de l'aine.

Lorsque les accidents inflammables seront suffisamment calmés, appliquer [illegible] révulsifs, des vésicatoires ou des pointes de feu sur l'abdomen, tous les trois ou quatre jours.

S'abstenir de toute intervention directe sur l'utérus; ne pas même faire d'injections vaginales.

II. Traitement général. — Prescrire les narcotiques, les antithermiques et les laxatifs légers.

Administrer des pilules d'extrait thébaïque de

(1) Voyez *Endocervicite*, p. 55.

0 gr. 05, ou la morphine en injections hypodermiques, ou le chloral en potion ou en lavements.

Prescrire l'antipyrine (de 1 à 3 gr. par jour), le sulfate de quinine (de 0 gr. 50 à 1 gr. par jour), la teinture de digitale (de XV à XX gouttes par jour dans de l'eau sucrée).

Génitalite chronique. — I. TRAITEMENT LOCAL. — Introduire le spéculum, scarifier l'ectropion du col avec un bistouri aseptique. Pratiquer de petites piqûres, pour amener l'émission de quelques gouttes de sang et ouvrir en même temps les glandes tuméfiées, connues sous le nom d'*œufs de Naboth*. Laisser couler le sang, puis laver le col et cautériser l'ectropion au moyen d'un petit tampon de ouate monté sur la pince de pansement et imbibé de la solution suivante :

Créosote de hêtre...........	ãã 10 gr.
Glycérine	
Alcool....................	

Mêler. — Usage externe.

Prendre ensuite un porte-caustique utérin, enrouler du coton autour de son extrémité, plonger ce coton dans la même solution de créosote au 1/3 et cautériser la muqueuse cervicale.

Parfois le porte-caustique franchit l'orifice interne et pénètre facilement dans la cavité de l'utérus, de sorte que l'on peut pratiquer d'emblée une cautérisation à la fois intra-cervicale et intra-utérine.

Mais la plupart du temps, l'orifice interne ne laisse pas pénétrer le porte-caustique. Dans ce cas, s'il y a une endométrite du corps de l'utérus, dilater la cavité cervicale, au moyen de la laminaire, afin de pouvoir pratiquer la cautérisation intra-utérine.

Se servir d'une tige de laminaire, ayant séjourné pendant au moins vingt-quatre heures dans le mélange suivant :

Éther sulfurique	90 gr.
Iodoforme	10 —
Chlorhydrate de cocaïne	1 —

F. S. A — Usage externe.

Donner une injection vaginale antiseptique, puis fixer le col avec une pince de Museux, l'attirer au fond du spéculum et introduire la laminaire tenue au bout d'une longue pince à pansement. Ayant retiré la pince, maintenir la laminaire en place au moyen d'un tampon de ouate hydrophile.

Faire une ou deux piqûres de morphine, lorsque la dilatation de l'utérus est douloureuse.

Au bout de douze heures, retirer la laminaire, laver le vagin avec un liquide antiseptique, puis appliquer le spéculum et cautériser la cavité utérine au moyen du porte-caustique trempé dans la solution de créosote au tiers.

Laisser la malade au lit pendant vingt-quatre heures.

Souvent on obtient la guérison de l'endométrite du corps après une seule cautérisation.

D'autres fois, il faut répéter les cautérisations intra-utérines de une à trois fois par semaine, suivant le degré de sensibilité.

Pour accélérer la guérison de l'ectropion et de la métrite cervicale, on peut aussi recourir aux injections interstitielles de créosote au 1/3, au niveau de l'ectropion.

Après la cautérisation intra-utérine, comme après chaque cautérisation de l'ectropion et de la cavité cervicale seule, appliquer sur le col, au moyen du pulvérisateur à boule (ou plus simplement au moyen d'une spatule ou d'une cuiller) le mélange pulvérulent suivant :

Iodoforme en poudre	āā 15 gr.
Salol	
Tannin	

Mêler. — Usage externe.

L'iodoforme est un excellent antiseptique pour les pansements vaginaux. Mais si son odeur pénétrante et tenace le fait refuser par la malade, se borner aux insufflations et aux applications de tannin et de salol.

Après avoir appliqué cette poudre sur le col, introduire un tampon de ouate hydrophile.

La malade enlève ce tampon au bout de vingt-quatre heures et prend une injection vaginale antiseptique (eau phéniquée à 1 p. 100, aromatisée avec de l'essence de thym ; solution de sublimé au 1/4000 ou solution de tannin, une cuillerée à soupe par litre).

II. TRAITEMENT GÉNÉRAL. — Prescrire les reconstituants et les toniques.

HÉMATOCÈLE PÉRI-UTÉRINE.

Bouilly.

Hématocèle commençante. — Au début des accidents, lorsqu'il y a des signes d'hémorragie interne, l'opium, l'ergotine, l'alcool, le champagne, les applications locales de glace sur l'abdomen ou dans le vagin pourront favoriser l'arrêt de l'hémorragie et combattre la défaillance des forces.

Hématocèle constituée. — I. TRAITEMENT MÉDICAL. — Dans les premiers jours, le traitement symptomatique visera les troubles de la vessie et du rectum, les phénomènes inflammatoires du côté du péritoine.

La plupart des malades guérissent sous la seule influence du repos et du traitement médical.

Cette heureuse terminaison spontanée ne s'observe que dans les cas d'épanchement peu abondant, enfermé entre les lames du ligament large ou après la rupture d'une hémato-salpingite.

II. Traitement chirurgical. — L'intervention chirurgicale peut s'imposer dans diverses conditions.

Quand l'hémorragie est assez abondante ou assez répétée pour entraîner la mort de la malade, pratiquer d'urgence la laparotomie. L'opération consiste en général à enlever une trompe volumineuse contenant un kyste fœtal rompu et à débarrasser la cavité péritonéale des nombreux caillots qui l'encombrent. Elle ne diffère d'une *salpingotomie* ordinaire que par les circonstances graves dans lesquelles elle est pratiquée. Elle est suivie des plus brillants résultats.

Dans les jours qui suivent l'hémorragie, il peut encore être indiqué d'évacuer les caillots, si la tuméfaction augmente par des hémorragies successives, si elle est le point de départ de douleurs violentes et d'une réaction péritonéale exagérée et surtout si la fièvre, les frissons font craindre que la suppuration ne s'empare de la masse.

Si la collection bombe largement du côté du vagin et fait saillie dans le cul-de-sac de Douglas, elle sera largement ouverte en ce point, lavée, drainée et tamponnée avec la gaze iodoformée.

Dans le cas contraire, lorsque la masse est haut située, si elle paraît plus accessible par la paroi abdominale que par la voie vaginale, si surtout il est permis de supposer que l'hématocèle est liée à une ancienne affection des annexes, donner la préférence à la *laparotomie*; cette opération permet d'enlever à la fois les caillots et la trompe, source de l'hémorragie.

Dans les cas où la collection sanguine a suppuré, se comporter comme pour toute suppuration pelvienne (1) et l'évacuer largement par la voie vaginale ou par la voie abdominale, suivant les indications.

(1) Voyez *Suppurations pelviennes*, p. 244.

HÉMORRAGIES UTÉRINES.

Terrier.

Si l'hémorragie est due à une métrite ou à un fibrome, pratiquer la dilatation préalable de l'utérus par la laminaire, dont on augmente peu à peu le calibre, puis la compléter par des éponges préparées aseptiques.

Voici pourquoi il faut procéder ainsi : c'est que la tige de laminaire peut être placée assez facilement, jusqu'au fond de la cavité utérine, sauf des faits exceptionnels de hauteur anormale de cette cavité, et qu'en tout cas, la tige franchit l'isthme utérin, qui offre toujours plus de difficultés à se dilater que les autres parties de l'utérus.

Si, au contraire, on agit trop tôt avec l'éponge préparée, qui offre une disposition conoïde, souvent on ne franchit pas l'isthme,ou bien l'éponge glisse facilement et on n'arrive à dilater largement que le col seul, surtout dans les cas où le col est allongé et hypertrophié.

Donc, lorsque l'on s'est assuré que le petit doigt peut franchir l'isthme, il faut agir avec l'éponge préparée, en utilisant des cônes de plus en plus volumineux. On peut ainsi arriver à une dilatation telle que l'examen de la cavité utérine et de sa paroi est des plus faciles.

Dès que la dilatation est commencée, l'écoulement sanguin cesse absolument ou presque absolument et est souvent remplacé par un écoulement séreux ou séro-sanguin et noirâtre.

Si même la métrite s'accompagne d'écoulement muqueux d'aspect gélatiniforme, celui-ci disparait aussi et fait place à cette sécrétion séreuse ou séro-sanguine.

Lorsqu'on pratique la dilatation utérine et qu'on veut agir rapidement, on peut, sans inconvénient, renouveler tous les jours la tige de laminaire ou l'éponge préparée.

D'abord il peut survenir des accidents douloureux et surtout de la rétention d'urine; mais ces phénomènes s'amendent en général et alors n'offrent aucun danger.

Si, au contraire, on agit lentement, ce qui est préférable, on ménage les douleurs, et la dilatation peut s'effectuer sans souffrances. Dans ce cas, la dilatation est renouvelée tous les deux ou trois jours.

On peut, la dilatation obtenue, faire une opération ultérieure.

Si, malgré la dilatation, l'hémorragie persiste, c'est que l'on a affaire à une néoformation épithéliale intra-utérine.

Dujardin-Beaumetz.

Prescrire :

Teinture d'*Hydrastis*............	10 gr.
Élixir de Garus.................	120 —

Une cuillerée à café renferme 1 gramme de teinture.

Jules Chéron.

Prescrire :

Teinture d'*Hydrastis*.............	4 gr.
Élixir de Garus.................	20 —
Sirop simple....................	30 —
Eau distillée....................	120 —

A prendre en huit fois dans les quarante-huit heures.

L'*hydrastine* se prescrit, soit à l'intérieur, soit sous forme d'injections hypodermiques.

Polaillon.

La cautérisation intra-utérine avec le chlorure de zinc donne les meilleurs résultats dans toutes les hémorragies utérines, à l'exception de celles qui sont consécutives aux accouchements ou aux gros myomes.

Terrillon.

TRAITEMENT CHIRURGICAL. — Quand les moyens médicaux ou directs ont échoué contre les hémorragies utérines, et que la vie de la malade est menacée, tout nous autorise à enlever la cause probable, qui est l'ovaire et la trompe.

L'ablation des ovaires et des trompes, d'abord acceptée avec méfiance par les uns, puis employée avec enthousiasme par les autres, n'est pas encore classée, ou plutôt ses indications ne sont pas encore bien établies.

J'associe les ovaires et les trompes, car si ces dernières ne constituent pas une des causes principales de l'excitation sur la muqueuse utérine, elles peuvent et elles doivent fournir une certaine quantité dans les pertes.

Cette ablation a une action réelle indubitable; soit que l'ovaire et les trompes aient subi des lésions appréciables : salpingites, ovarites, tumeurs variées, lésions nouvelles et difficiles à définir, soit qu'ils paraissent sains, il est certain que ces organes tiennent sous leur dépendance certaines formes d'hémorragie (1).

(1) Voyez, *Fibromes*, p. 69 et *Névralgies pelviennes* p. 180. — Voyez aussi Lefert, *La pratique obstétricale* article *Hémorragies utérines*.

HERNIE INGUINALE DE LA FEMME.

Paul Berger.

Avant la dissection du sac, commencer par inciser l'aponévrose du grand oblique dans toute l'étendue de la paroi antérieure du canal inguinal, de façon à bien voir le collet du sac.

Le sac étant réséqué, passer les deux chefs de la ligature qui étreint le collet de ce sac, l'un en dedans, l'autre en dehors, à l'aide d'une aiguille mousse, à travers les parois abdominales, par le procédé de Barker.

En étreignant cette ligature, on attire le pédicule en haut, au-dessus du point ou peut se produire un infundibulum : on remplace de la sorte la dépression normale par une saillie. En même temps, on diminue ainsi les dimensions de la partie supérieure de l'anneau inguinal profond.

Après avoir ouvert le trajet, faire récliner en haut le bord inférieur du petit oblique, qui adhère au collet du sac. La partie postérieure du trajet inguinal étant en général amincie, reconstituer d'abord cette paroi postérieure. Pour cela, faire une suture en surjet ou à points entre-coupés, réunissant d'une part la paroi postérieure de l'arcade de Fallope, d'autre part l'aponévrose du transverse (le tendon conjoint des Anglais). Cette série de sutures fronce la paroi profonde du trajet et détermine une union très solide entre ces diverses parties fibreuses.

Se servir de soie, le catgut se résorbant trop vite.

Ceci fait, laisser revenir le petit oblique (chez l'homme, il faut laisser libre l'orifice par où le cordon sort de l'abdomen) et suturer ensuite l'aponévrose du grand oblique, de façon à obtenir une cicatrice fibreuse solide à la place de la paroi défoncée.

Lucas Championnière.

La hernie inguinale de la femme diffère beaucoup de celle de l'homme. Le plus souvent elle est congénitale et dépend de la persistance du canal de Nuck. Le ligament rond se trouve dans la paroi du sac et ses fibres font fusion avec la séreuse; au-dessous de la cavité herniaire, il y a des séries de petits kystes qui semblent la prolonger jusque dans la grande lèvre. Habituellement, le volume de la tumeur n'est pas considérable.

La hernie inguinale se fait par un trou de la paroi et cette dernière n'est pas notablement altérée. Quelquefois, de même que chez l'homme il y a atrophie des testicules, on rencontre, chez la femme, un arrêt de développement des organes génitaux.

Souvent la tumeur est incommode et douloureuse et se développe brusquement, quelquefois à la suite des grossesses.

D'autre part, la hernie peut devenir partiellement irréductible. Cette irréductibilité tient soit à l'épiploon, soit à la présence d'annexes, qui augmentent beaucoup les mouvements de la tumeur; ils peuvent être douloureux spontanément, comme l'ovaire, et, de plus, les tiraillements qui s'exercent sur les organes peuvent être très pénibles. On comprend facilement que, même si la hernie est réductible, beaucoup de femmes supportent difficilement le bandage, qui cause de vives souffrances. Aussi les malades réclament-elles souvent une intervention.

Traitement par la cure radicale. — Prendre les précautions utiles pour aseptiser la région; lavages au savon, à l'eau de Panama et à la solution phéniquée au 1/20.

L'incision, chez la femme, devra être faite plus haut que chez l'homme, afin de l'éloigner le plus possible de la vulve. Si la hernie est grosse, on tombe facilement sur le sac; si elle est petite, ce sac peut être plus difficile à trouver. Il faut alors commencer par le chercher au niveau de l'orifice du canal inguinal, aller dans cette recherche, de haut en bas, bien plus que de bas en haut.

Le sac lui-même est très irrégulier. On ne peut d'abord le détacher du ligament rond qui fait partie des parois et on se trouve en présence d'une cavité irrégulière, dont la paroi est épaisse d'un côté et mince de l'autre. Souvent, la cavité est divisée en vacuoles, les viscères ne se trouvent que dans celle qui est la plus élevée.

Aussi faut-il reconnaître d'abord le ligament rond, le détacher de la grande lèvre et le disséquer peu à peu, en allant vers le canal inguinal; on trouve alors forcément le sac.

La dissection du sac doit être poussée très loin, mais elle exige certaines précautions; il faut introduire le doigt dans le ventre, afin de voir jusqu'où il remonte, et surtout afin de se rendre bien compte des organes qu'il contient. On fait alors une ligature en chaîne et on résèque à la fois le ligament rond et le sac. La résection ne présente pas d'inconvénients et il ne se produit pas de déplacement de l'utérus; il est probable que le ligament se réunit à la paroi abdominale.

Quand on trouve l'ovaire dans le sac, tantôt cet organe est normal, tantôt il est dégénéré, ce qui est plus rare; il faut alors l'enlever. On arrive facilement à toucher l'ovaire, en introduisant le doigt dans le trajet inguinal et on l'attire facilement au dehors lorsqu'on a des doutes sur son état. Naturellement, les adhérences épiploïques, s'il en existe, doivent être rompues avec grand soin.

Les sutures se font facilement et doivent comprendre

une grande épaisseur de tissus, afin de bien boucher le canal par une masse solide; on est naturellement moins gêné que chez l'homme.

Les suites de l'opération sont généralement excellentes et il y a fort peu de chances de récidives. Les douleurs disparaissent rapidement : ce fait, du reste, est facile à expliquer; puis l'ovaire est remis dans le ventre, puisqu'il n'y a plus d'adhérences.

La grossesse elle-même n'est pas toujours suivie de récidive.

Le port d'un bandage, après l'opération n'est pas nécessaire. Les conditions sont en effet meilleures que chez l'homme, puisque le cordon qui sert de guide pour faciliter un nouveau trajet inguinal, n'existe pas chez la femme; en effet, le ligament rond, qui est réséqué, ne peut en tenir lieu.

On peut simplement recommander, pendant quatre ou cinq mois de se servir d'une ceinture à tampon, qui déprime la paroi au-dessus de la cicatrice.

HERPÈS GÉNITAL.

Besnier.

Herpès sec. — Si l'herpès est sec, on fera faire des frictions avec une des pommades suivantes :

N° 1.	Emplâtre de plomb simple	} ãã 25 gr.
	Lanoline....................	}
	Axonge......................	5 —
N° 2.	Lanoline....................	} ãã 20 gr.
	Onguent gris................	}
	Huiles d'olives.............	10 —

Herpès humide. — Si l'herpès est humide, suintant, on lavera les parties malades avec de l'eau boriquée ou de l'eau phéniquée faible, et on saupoudrera ensuite avec la poudre suivante :

Poudre d'amidon .... 100 gr.
Sous-nitrate de bismuth.......... 1 —
Acide tannique................. 5 —

HYDROCÈLE.

Tillaux.

L'hydrocèle de la femme peut être traitée, comme celle de l'homme, par la ponction et l'injection iodée, ou mieux par l'extirpation de la poche.

HYSTÉRECTOMIE.

Péan.

Hystérectomie vaginale. — La malade, chloroformée, est couchée dans le décubitus latéral gauche, le membre inférieur droit replié sur la poitrine, le gauche allongé. L'opérateur se place en face du vagin et fait abaisser ou relever la table d'opération, de façon à ce que le siège de la malade soit, l'opérateur étant assis, à peu près à la hauteur de la poitrine. L'aide de gauche se tient debout entre la jambe droite repliée et la gauche étendue. L'aide de droite est en dehors de cette dernière. Un troisième aide est chargé de relever la fesse droite ou supérieure.

Premier temps. — Les aides, placés de chaque côté, rétractent, avec quatre valves plates, les parois du vagin, de façon à permettre à l'opérateur de voir les lèvres de l'utérus et de les attirer à la vulve avec une pince de Museux. Cette pince doit avoir des dents assez larges pour éviter la déchirure du tissu utérin devenu souvent très friable. Le col est alors désinséré dans toute sa hauteur.

Pendant cette désinsertion, les vaisseaux de l'espace péritonéo-vaginal saignent presque toujours abondamment. C'est du reste la règle toutes les fois qu'on opère dans une région voisine d'un tissu enflammé. Si l'hémorragie par son abondance devient gênante, on l'arrête, en plaçant sur les vaisseaux sectionnés quelques pinces hémostatiques.

Immédiatement après la désinsertion, on ouvre les culs-de-sac péritonéaux. A ce moment, lorsque la collection purulente occupe ces culs-de-sac ou le tissu cellulaire péri-utérin, le pus sort en abondance. Mais cet écoulement n'est qu'un épisode sans importance. Qu'il se produise ou non, la règle que suit l'opérateur est toujours la même.

Deuxième temps. — Lorsque la castration paraît indiquée, détacher avec les doigts les faces antérieure et postérieure de l'utérus. Pendant ce temps, et, à mesure que ce dégagement a lieu, les valves sont introduites plus profondément[1], de façon à écarter du champ opératoire le péritoine décollé et à protéger la vessie et les uretères. Il ne reste plus qu'à pincer et à sectionner les ligaments larges.

On place à cet effet, sur la base de l'un de ces ligaments, deux ou trois pinces-longuettes à mors droits ou courbes, en ayant soin de sectionner toutes les parties pincées avant d'appliquer une nouvelle pince.

La section doit être faite le plus près possible du tissu utérin. Il ne faut jamais songer, comme l'ont fait à tort quelques chirurgiens dans le cancer de l'utérus, à pincer d'un seul coup chaque ligament de bas en haut, dans toute sa hauteur. En agissant ainsi, on s'expose à serrer entre les mors de la pince un des uretères ou une anse d'intestin. L'opérateur doit toujours voir et savoir ce qu'il fait.

Lorsqu'un des ligaments larges a été sectionné, rien n'est plus facile, s'il n'existe pas d'adhérences, que de faire basculer dans le vagin le fond de l'utérus, de pincer de haut en bas l'autre ligament large et de libérer la matrice.

Mais les choses ne se passent pas toujours de façon aussi simple. La section progressive de bas en haut de l'un des ligaments larges, d'ailleurs si avantageuse, ne permet pas toujours d'enlever l'utérus d'une seule pièce. Le chirurgien est souvent obligé de recourir au morcellement de cet organe pour arriver à la partie supérieure de l'utérus, qu'il peut dès lors facilement dégager des parties voisines, soit par simple décollement, soit par section, après pincement préventif. C'est le seul moyen d'enlever cet organe complètement, sans crainte de léser les parties voisines, lorsqu'il existe des adhérences entre lui et les viscères pelviens.

Telle est la meilleure méthode d'hystérectomie vaginale totale, dans les cas de suppuration de l'utérus et de ses annexes. Lorsque l'utérus a été enlevé, il est facile de se rendre compte de l'état des annexes et d'exciser les trompes et les ovaires, si on le juge nécessaire. Ces opérations complémentaires se font rapidement et sans qu'on ait à redouter une hémorragie, grâce au pincement préventif et définitif.

En résumé, l'hystérectomie est caractérisée par la combinaison variable de deux manœuvres fondamentales :

Le morcellement par résections transversales successives des deux valves utérines obtenues par section transversale de l'organe après solide hémostase préventive.

Et le morcellement par évidement central sans hémostase préalable de la zone utérine correspondante.

Ces deux manœuvres peuvent triompher pour le mieux de toutes les difficultés, sans qu'il soit avantageux de leur substituer la section médiane de Müller, que Quénu et Routier voudraient remettre en faveur, ou de les faciliter par les débridements vulvaires que Chaput conseille.

Terrier et Hartmann.

Hystérectomie vaginale. — INDICATIONS. — L'hystérectomie vaginale convient pour les cas rares de suppurations bilatérales, et pour certaines pelvi-péritonites à loges multiples, plus rares encore.

Hystérectomie sacrée. — Les différents procédés de l'hystérectomie sacrée se rangent sous trois chefs principaux :

1° Opérations avec simple incision para-sacrée;

2° Opérations avec résection oblique du sacrum et ablation du coccyx;

3° Opérations avec résection temporaire, et opérations ostéo-plastiques.

Il y a nécessité de créer une large brèche, de se donner du jour; c'est le seul moyen d'opérer facilement et d'assurer par là même la guérison.

I. TECHNIQUE. — Donner la préférence à l'opération suivante :

Incision parallèle au bord du sacrum, allant de l'épine iliaque postéro-inférieure jusqu'au delà du coccyx;

Section, au voisinage de leurs insertions, du grand fessier et du plan fibreux formé par la fusion des deux ligaments sacro-sciatiques. L'angle formé par le bord du sacrum, au moment où il s'incline vers le coccyx, sert à reconnaître le troisième trou sacré qui est situé un peu au-dessus.

Section transversale de l'os avec le ciseau de Mac-Ewen, entre le 3e et le 4e trou sacré.

Deux doigts d'un aide, introduits, l'un dans le rectum, l'autre dans le cul-de-sac vaginal postérieur, facilitent beaucoup l'ouverture du sac péritonéal.

Après avoir extrait l'utérus, on place quelques points de suture en capiton pour renfermer tout ensemble le vagin et le péritoine.

Puis, réappliquant le volet ostéo-cutané relevé au cours de l'opération, on suture par des capitons à la soie le grand fessier et les plans fibreux adjacents aux plans fibreux de la face postérieure du sacrum.

Enfin, après avoir mis en place un gros drain, on termine par une suture cutanée au crin de Florence.

II. Complications et accidents. — L'opération est délicate, expose à des accidents nombreux : hémorragies, difficultés dans l'ouverture du péritoine que l'on ne reconnait pas facilement, lésions du rectum, de la vessie, de l'uretère ; cellulites pelviennes, pelvi-péritonites, phlegmatia, nécrose d'un fragment osseux réappliqué.

G. Richelot.

Hystérectomie vaginale. — Trois cas peuvent se présenter.

1° L'utérus est libre, il n'a pas contracté d'adhérences avec les autres organes du petit bassin ; son volume n'est pas trop considérable pour pouvoir traverser le vagin et la vulve d'un seul bloc.

2° L'utérus, quoique mobile, a un volume qui ne permet pas de l'extraire d'emblée et en un seul bloc, ou bien il est fixé par des adhérences qui se laissent détruire, il est mobilisable en un mot.

3° Enfin l'utérus est fixé dans le petit bassin, il est immobilisé au centre de fausses membranes faisant de tous les organes pelviens une masse dans laquelle sont parfois creusées des loges renfermant du pus ; il est immobilisable.

Pozzi.

I. Indications. — Réserver l'hystérectomie

1° Pour les suppurations diffuses et anciennes;

2° Pour les lésions non suppurées, mais très adhérentes et très anciennes où l'utérus et les annexes sont soudés au petit bassin;

3° Pour les fistules intarissables de la paroi abdominale ou du vagin, succédant à la laparotomie et ayant résisté à tout autre procédé tel que curettage, dilatation, recherche d'un fil.

4° Pour la persistance de tumeurs annexielles, ayant résisté à une laparotomie.

II. Manuel opératoire. — Dans son ensemble, l'opération comprend :

1° L'ouverture de la cavité abdominale ;

2° La traction du corps fibreux hors du ventre et la pose d'un lien élastique hémostatique aussi bas que possible, en évitant soigneusement de lier la vessie;

3° La section de l'utérus à un bon travers de doigt au-dessus de ce lien;

4° Le traitement du pédicule. Suivant son volume, celui-ci est fixé dans la plaie à l'aide de broches, desséché à l'aide du fer rouge et de la poudre de tannin et, abandonné à son élimination spontanée (traitement extra-péritonéal du pédicule, imaginé par Kœberlé et perfectionné par Péan), ou suturé à sa surface de section et réduit dans l'abdomen, avec ou sans la ligature élastique hémostatique, comme un pédicule de kyste ovarique (traitement intra-péritonéal, Schröder, Olshausen, Zweifell, etc.).

Paul Segond.

Hystérectomie vaginale. — I. Indications. — La question dominante est la question d'âge. Il faut, pour que l'on soit en droit de recourir à l'hystérectomie, que la femme ait dépassé l'âge de la procréation. Cette règle souffre cependant quelques exceptions.

On peut enlever l'utérus prolabé :

1° Lors d'état néoplasique de l'organe, s'il est fibromateux par exemple, *a fortiori* s'il est cancéreux;

2° Lors de lésions annexielles bilatérales, motivant leur ablation;

3° Lors d'irréductibilité de l'organe;

4° Lorsque, chez une femme approchant de cinquante ans, la réparation exige des opérations multiples sur le périnée, le col, l'appareil de suspension.

Les indications de l'hystérectomie sont donc les mêmes que celles de l'ablation des annexes par laparotomie.

On dit que la laparotomie est susceptible de guérir les cas les plus graves. C'est possible.

S'agit-il d'une salpingite non suppurée et énucléable ? La laparotomie donne des résultats merveilleux. C'est incontestable.

Mais il est certain que l'incision abdominale est plus dangereuse, dans ces conditions, que l'hystérectomie vaginale.

Il faut donc préférer l'hystérectomie à la laparotomie, toutes les fois que la bilatéralité des lésions péri-utérines est bien évidente.

On a parlé de la difficulté de porter le diagnostic du siège des lésions ; il n'y a pas lieu de soulever cette question de diagnostic. Il y a des femmes qui ont manifestement des lésions bilatérales annexes. Il faut les opérer par la voie vaginale.

Ce qui importe pour décider l'intervention, ce n'est donc pas le fait de la purulence, c'est la bilatéralité et l'incurabilité médicale des lésions péri-utérines ; dès lors l'objection tombe d'elle-même.

Sans doute les indications de l'hystérectomie, ainsi précisées, pourront encore laisser place à l'erreur et il faudra donner la préférence à la laparotomie, chaque fois qu'un diagnostic paraitra douteux. Mais néanmoins, si l'hystérectomie est réservée aux seuls cas dans lesquels la bilatéralité des lésions semble, de par les données cliniques, aussi nettement assurée que leur incurabilité médicale, l'intervention par les voies naturelles conserve toutes les garanties d'une opération rationnelle et pleinement justifiée.

II. Manuel opératoire. — Le col étant fortement saisi par chacune de ses lèvres avec des pinces de Museux, on incise la muqueuse vaginale; à l'incision circulaire classique, ajouter deux petites incisions latérales, parallèles à la base, des ligaments larges.

Premier temps. — Le cul-de-sac postérieur étant effondré et la vessie complètement décollée du col avec le doigt, pratiquer l'hémostase préventive : deux pinces-longuettes courtes sont placées de bas en haut, à la base des ligaments larges sur les artères utérines, et la portion de ligament hémostasiée est sectionnée.

Deuxième temps. — Le col, ainsi libéré, est divisé par deux incisions latérales en deux valves antérieure et postérieure et chacune de ces valves est successivement réséquée.

Ainsi les deux premiers temps de ce procédé ne diffèrent pas des deux premiers temps du procédé de Péan.

Troisième temps. — L'évidement ne commence que lorsque le col a été enlevé par résection tranversale, après hémostase préventive des artères utérines. A ce moment, l'opérateur, maintenant fortement avec une pince de Museux la lèvre antérieure du moignon utérin, peut tenter une hémisection antérieure, à la manière de Doyen.

Si cette manœuvre ne suffit point à faire descendre

l'utérus, on procède alors immédiatement à l'évidement central conoïde.

Armé d'un bistouri courbe à long manche, on dessine en plein tissu utérin un cône dont la base répond à la pince de Museux. Avant de détacher complètement ce cône, on s'amarre avec une pince à deux dents sur la lèvre du cône creux concentrique qu'on vient de tailler et l'on achève l'ablation du col plein. La même manœuvre est ainsi répétée en cheminant pas à pas, j'allais dire cône à cône, du col vers le fond de l'utérus.

Peu à peu, à mesure que l'organe est vidé, grâce à la disparition de la paroi utérine antérieure ainsi réséquée par segments coniques successifs, l'organe bascule en avant dans le cul-de-sac antérieur, et descend sous la traction des pinces, entraînant avec lui le bord supérieur des ligaments larges.

Si l'on se conforme à ces préceptes fondamentaux, même en exerçant sur l'utérus une traction modérée, on opère pour ainsi dire à blanc, sans prendre aucunement la précaution d'assurer l'hémostase de la zone utérine sur laquelle on travaille. Si l'opérateur a le soin de rester à peu près sur la ligne médiane et de ne pas interrompre la continuité de ses tractions sur l'utérus, celui-ci, s'enfonçant comme un coin vers la vulve, fait lui-même son hémostase par compression et le fait si bien qu'il ne s'écoule pas une goutte de sang pendant l'évidement central.

A ce moment seulement, l'opérateur doit songer à l'hémostase. En dehors des annexes, si celles-ci sont entraînées à la suite du corps utérin, en dedans d'elles, pour peu que des adhérences solides les empêchent de descendre, l'opérateur place de haut en bas de petites pinces-longuettes, généralement deux, par ligament large. Chaque ligament est sectionné et les pinces retombent en faisant décrire à la portion du ligament qu'elles hémostasient une torsion de 180°. A mesure qu'une pince est placée, on sectionne une étendue de ligament égale à la longueur de ses mors et, en deux ou trois coups de ciseaux, l'utérus est libéré et l'opération terminée avec quatre ou six pinces.

L'organe ainsi enlevé est un utérus sans col et sans paroi antérieure. Seule, la paroi postérieure est généralement respectée. Je dis généralement, car, pour peu que des adhérences solides la fixent dans le cul-de-sac de Douglas, il ne faut pas hésiter à la traiter comme la paroi antérieure, à en évider la portion médiane, de telle sorte que l'utérus, réduit à ses deux angles tubaires, s'infléchisse au niveau de son fond comme au niveau d'une charnière.

L'utérus enlevé, la recherche et l'ablation des annexes adhérentes sont faites suivant les règles ordinaires.

En somme, ce procédé n'est autre qu'un morcellement; il diffère cependant du procédé de Péan, en ce que l'hémostase, sauf pour les utérines, au lieu d'être préventive, est consécutive. Il en résulte cet avantage très appréciable d'arriver à la fin d'une hystérectomie laborieuse, sans être encombré par d'autres pinces que celles que l'on a placées dès le début de l'intervention sur les artères utérines.

L'hystérectomie vaginale n'est pas bien difficile, quand on en a une certaine habitude. Il faut la faire souvent pour la bien exécuter. On doit toujours voir ce que l'on fait et assurer constamment l'hémostase.

Les femmes saignent peu dans ces cas. On peut achever l'opération, en ne laissant en place qu'une pince, deux pinces, d'ordinaire quatre pinces. Les vaisseaux sont sclérosés et ne saignent pas.

Quand on opère comme il faut, il n'y a du sang qu'au commencement de l'opération.

Quant à la section antéro-postérieure de l'utérus, elle n'est exécutable que si l'utérus s'abaisse facilement. C'est l'exception. Dans le cas contraire, on doit suivre pas à pas la technique de Péan.

III. Résultats. — La mortalité de l'opération de l'hystérectomie appliquée aux suppurations pelviennes a considérablement diminué. Sur vingt hystérectomies pratiquées pour des lésions suppurées graves, on a seulement 4,28 pour 100 de mort. Quant aux hystérectomies pour lésions non suppurées, la mortalité est de zéro.

Au point de vue de la sécurité comme à celui des ressources opératoires, l'hystérectomie ne le cède en rien à la laparotomie. Tout opérateur expérimenté qui voudra bien s'exercer au vrai manuel de l'opération en conviendra très vite ; et, bien entendu, je parle uniquement ici de l'hystérectomie par morcellement de Péan.

L'hystérectomie vaginale, considérée au point de vue intrinsèque, a une réelle valeur.

IV. Complications. — Il faut éviter de pincer l'uretère, et craindre les hémorragies.

Si, par accident, on ouvre la vessie, il faut la refermer.

Si on ouvre le rectum, cet accident n'a généralement pas de conséquences sérieuses immédiates ou attribuables même à l'ouverture.

Ed. Schwartz.

Hystérectomie vaginale. — I. Indications. — En général, pour des lésions bilatérales des annexes, il faut faire l'hystérectomie vaginale.

II. Inconvénients et dangers. — L'hystérectomie vaginale, même la plus simple et la plus facile, est toujours à la merci d'une inégalité dans le pansement.

Il peut se présenter cependant des cas où la voie vaginale peut être remplacée par la voie abdominale.

Hystérectomie abdominale. — C'est là une très grande exception.

Il faut y avoir recours lorsque le vagin est d'une longueur et d'une étroitesse très grandes, lorsque l'utérus, quoique petit, vient faire saillie au-dessus du pubis, et est nettement accessible derrière la paroi abdominale intérieure.

Dans ces conditions, l'opération ne présente aucune difficulté, elle se passe très simplement, pourvu qu'on ait pu faire une asepsie parfaite du vagin et du col de l'utérus.

Reynier.

I. Indications. — Il est certain que l'*hystérectomie* est une opération plus sérieuse que l'ablation des annexes par la voie abdominale.

On peut enlever l'utérus dans les cas de lésions anciennes du petit bassin, alors qu'il existe des trajets fistuleux et des adhérences réunissant différents organes (vessie, rectum, etc.). Ce sont les cas où la laparotomie devient dangereuse.

II. Manuel opératoire. — Employer les pinces. Renoncer aux fils, à cause de l'hémorragie qui se produit pendant l'opération, et qui n'a pas lieu de surprendre, si l'on admet que les prolapsus utérins se rencontrent le plus souvent chez des femmes ayant des varices, chez des femmes portant en même temps un varicocèle du ligament large. Une autre raison de la préférence que l'on doit accorder à l'usage des pinces sur les fils, c'est qu'à la suite de l'emploi des premières, il se produit un travail inflammatoire, qui donne définitivement une cicatrice plus résistante.

Dans la crainte d'une récidive de rectocèle et de

cystocèle, pour lesquelles il faudrait de nouveau intervenir, avoir toujours soin d'agir le plus largement possible sur le vagin.

III. COMPLICATIONS. — Si l'utérus est abaissable, l'hystérectomie est facile. Dans le cas contraire, l'ablation de l'utérus devient difficile et périlleuse.

Le gros danger de l'hystérectomie est l'hémorragie. Aucune pince ne peut mettre à l'abri de cet accident redoutable.

On est exposé à ouvrir la vessie et à pincer l'uretère. On n'est jamais sûr d'ouvrir toutes les poches purulentes.

En somme, l'hystérectomie vaginale est plus sérieuse et moins facile que la laparotomie.

Quénu.

I. MANUEL OPÉRATOIRE. — Le manuel opératoire comprend :

1° L'incision circulaire de la muqueuse vaginale, suivie de l'hémostase ;

2° La dénudation du col en arrière et en avant ;

3° Le défoncement du cul-de-sac recto-utérin ;

4° L'application de pinces hémostatiques sur les côtés du col ;

5° L'incision verticale et médiane du col libéré (au fur et à mesure de la section, on peut toucher la muqueuse avec une solution de chlorure de zinc au 1/10) ;

6° Sur les côtés, les pinces à traction sont reportées plus haut ;

7° L'abaissement d'une nouvelle portion d'utérus permettant au doigt d'accomplir une nouvelle dénudation, suivie d'une nouvelle section antéro-postérieure ;

8° Le fond de l'utérus apparaît, il est accroché avec le doigt et l'incision médiane est achevée ;

9° Près du fond, chaque moitié utérine est saisie avec une pince de Richelot et est attirée, en lui faisant subir un mouvement de torsion ;

10° L'hémostase est assurée et chaque moitié d'utérus est réséquée.

L'emploi des pinces à demeure est déplorable.

Après avoir ouvert les culs-de-sac postérieur et antérieur du péritoine, au lieu de diviser l'utérus en deux valves antérieure et postérieure, faire la section médiane de l'utérus, de façon à obtenir deux moitiés latérales pour en faciliter la descente. Cette manœuvre, qui a pour but d'amener à la vulve le fond de l'utérus, est excellente pour les cas d'utérus haut fixés et difficilement abaissables; lorsque l'utérus est facilement abaissable, elle a encore l'avantage de faciliter beaucoup la ligature des ligaments larges et a l'avantage de supprimer les hémorragies; elle rend aussi le morcellement plus facile.

Puis lier en chaîne de chaque côté les ligaments larges avec trois fils de soie plate, et couper un chef sur deux, de manière à ne conserver de chaque côté que trois chefs. Alors chaque moitié utérine étant excisée, les fils sont liés vis-à-vis et deux à deux. On constitue avec les ligaments larges rapprochés une véritable sangle de soutènement. On suture par dessus le péritoine et le vagin séparément. Une suture, au moins, prend à la fois la lèvre de la plaie vaginale et le moignon des ligaments. Tout est ainsi fermé et le travail de cicatrisation aidant, le vagin remontera vers le bassin. La cicatrice vaginale étant ainsi fixée, il ne reste plus, en cas de cystocèle ou de rectocèle prolongée, qu'à pratiquer une colporraphie.

Quand le périnée n'est pas très solide, exécuter rapidement une périnéorraphie par le procédé de Lawson-Tait, dans la même séance. Le résultat est toujours favorable.

Si l'utérus est abaissable, la section antéro-postérieure de la matrice est facile. Mais on peut fendre verticalement l'utérus, même quand l'utérus ne s'abaisse pas. On arrive jusqu'au fond de la matrice, et alors on peut saisir ce fond, qui devient facilement accessible après ablation des deux parties latérales.

II. Accidents. — Il arrive rarement de pincer l'uretère, lorsqu'on enlève l'utérus dans le cas d'inflammation des annexes. Il suffit de raser l'utérus pour éviter les conduits urétériques.

Le pincement des uretères est à craindre, quand on enlève l'utérus dans un cas de cancer utérin.

Bouilly.

Les chirurgiens se divisent en deux camps : les partisans quand même de la voie vaginale ; les éclectiques, qui recourent à la voie vaginale, dans les cas qui ne sont pas justiciables de la laparotomie.

Au point de vue de la gravité opératoire, l'hystérectomie vaginale n'est pas moins dangereuse que l'hystérectomie sacrée.

En somme, on peut obtenir par l'excision abdominale et par la voie vaginale des résultats à peu près comparables.

La laparotomie est plus simple et plus facile que l'hystérectomie.

Il ne faut pas généraliser une opération, bonne seulement dans quelques cas

Doléris.

Hystérectomie abdominale — Le traitement du pédicule simplifié extra-péritonéal, dans l'*hystérectomie abdominale*, supprime presque entièrement les ennuis qu'on avait autrefois avec les larges pédicules : suppuration et sphacèle prolongé, tractions pénibles, etc.

Les modifications avantageuses sont :

1° L'évidement du pédicule, jusqu'à n'avoir plus qu'une sorte de collerette membraneuse, un cône, dont le sommet, effilé de plus en plus au fur et à mesure de l'évidement, redescend dans la plaie abdominale assez pour diminuer les tractions;

2° La cautérisation au fer rouge de cette collerette jusqu'à obtenir une feuille de parchemin épais ;

3° La suture des bords de ce pédicule lamellaire, à la soie, de façon à le ficeler nombre de fois, à la manière d'un bouchon de vin de Champagne.

Lorsqu'il est ainsi réduit à la grosseur d'un petit marron dur, les broches ne peuvent plus le déchirer par l'excès de la traction ;

4° Au huitième ou au dixième jour, on retire les broches et on laisse le pédicule descendre dans le ventre, après résection de la partie extrême, ficelée;

5° Vers le douzième jour, on sectionne le lien en caoutchouc dans la profondeur de la plaie, en attirant un peu le moignon descendu, ce qui est toujours très aisé, si l'on a conservé un fil sur le caoutchouc pour le ramener à l'extérieur ;

6° On laisse enfin s'éliminer les débris sphacélés, d'ailleurs peu abondants, ce qui n'empêche pas de pratiquer sur l'ouverture abdominale deux à trois points de sutures profondes, en ménageant, au milieu, la place d'un drain.

Le bourgeonnement se fait rapidement et on peut dire qu'un mois suffit presque à sa terminaison. Dès le dixième jour, la plaie n'a plus l'aspect d'une plaie d'hystérectomie. mais plutôt celui d'une section abdominale ordinaire, avec un petit pertuis linéaire à l'angle inférieur ;

7° Les poudres antiseptiques ne sont nécessaires

qu'en petite quantité, grâce à la siccité du moignon rôti par le cautère.

Bazy.

On n'a pas assez signalé les accidents qui existent après l'hystérectomie pratiquée par la voie vaginale. Il ne faut pas oublier que l'hystérectomie vaginale n'est bénigne qu'à la condition de se contenter d'ouvrir les abcès. Il ne faut pas essayer d'enlever les poches. Il faut, comme M. Péan, racler pour ainsi dire le tissu utérin et laisser les poches purulentes péri-uterines.

Chaput.

Hystérectomie vaginale. — I. MANUEL OPÉRATOIRE. — Placer deux écarteurs dans le vagin, saisir le col utérin avec une ou deux fortes égines et l'abaisser. Inciser circulairement le vagin sur le col, mettre quelques pinces pour l'hémostase sur la tranche vaginale et avec l'index décoller largement les faces antérieure et postérieure de l'utérus.

On a ensuite le choix entre plusieurs techniques; en effet, on peut :

1° Sectionner les ligaments larges par petits coups et pincer ensuite les artères qui donnent; ce procédé assure d'une façon certaine l'hémostase.

2° Pincer préventivement les ligaments et les couper ensuite au ras de l'utérus.

3° Faire l'ablation totale de l'utérus d'un seul morceau; ce qui n'est possible que quand il est petit et quand il descend facilement.

Dans les hystérectomies pour pyo-salpinx, on doit s'attendre à l'inondation du champ opératoire par le pus salpingien. Pour éviter cette complication, ponctionner les poches avec le grand trocart droit de Chaissaignac et laver jusqu'à ce que le liquide sorte clair.

Si une poche méconnue ou non ponctionnée se crève dans la plaie, on a le choix entre les grands lavages, qui ont l'inconvénient de diffuser le pus dans le péritoine et l'essuyage avec des éponges, qui n'expose pas aux mêmes dangers.

Les pinces sont laissées à demeure pendant quarante-huit heures; cette méthode est préférable aux ligatures qui sont souvent difficiles ou impossibles à placer, et qui, en outre, glissent quelquefois, parce qu'elles sont appliquées sur de gros pédicules en éventail.

II. Soins consécutifs. — La question des soins consécutifs est particulièrement délicate.

On faisait tout d'abord des pansements iodoformés plus ou moins fréquents, mais ce procédé occasionne la stagnation des liquides sécrétés et cette stagnation favorise l'infection venue de la vulve, d'autant mieux que le sphacèle, produit par les pinces, constitue un bon milieu de culture.

La plupart des chirurgiens en sont arrivés à substituer les lavages vaginaux répétés au pansement à l'iodoforme, et cette manière constitue vraiment un progrès considérable; toutefois, on ne peut commencer les lavages qu'après quarante-huit heures, à cause des pinces qui encombrent le vagin; on est donc encore obligé de panser à l'iodoforme pendant les deux premiers jours et on est encore de ce fait exposé à l'intoxication iodoformée, et aux inconvénients de la stagnation.

Hystérectomie abdominale. — Faire une incision de trois travers de doigt, au-dessus du pubis, pour ouvrir le péritoine.

Pratiquer l'hystérectomie.

Drainer l'incision sus-pubienne vers l'orifice supérieur du vagin, et faire des lavages par ce drain, dès le premier jour.

Cette pratique permet d'éviter l'élévation de la température, qui survient dans les suites opératoires même normales.

HYSTÉRIE.

Dieulafoy, Gilbert Ballet, Blocq.

Le traitement doit être palliatif et curatif.

Il faut combiner le traitement moral, avec le traitement médical, le traitement hydrothérapique et le traitement électro-thérapique (1).

HYSTÉROPEXIE.

Félix Terrier.

Hystéropexie abdominale antérieure. — C'est une opération qui a pour but de fixer à la paroi abdominale antérieure l'utérus rétrodévié.

Parmi les nombreux procédés qui ont été préconisés, le plus sûr et le plus simple est le procédé *de la fixation directe avec sutures perdues horizontales.*

Hystéropexie intra-péritonéale. — I. INDICATIONS. — Cette opération est indiquée dans tous les cas de rétrodéviations utérines plus ou moins adhérentes et graves, c'est-à-dire dans toutes celles qui s'accompagnent de douleurs très vives, continuelles,

(1) Voyez Paul Lefert, *La pratique des Maladies du Système nerveux,* article *Hystérie.*

rendant le travail impossible et la vie insupportable.

Cette opération est également indiquée dans les rétroflexions anciennes et douloureuses, alors même que l'utérus serait mobile, surtout lorsqu'il y a tendance au prolapsus; dans ce cas, l'opération d'*Alexander* est généralement insuffisante.

Au contraire, dans la rétroversion mobile de l'utérus pure, douloureuse, sans rétroflexion ni lésions des annexes, il est préférable d'essayer l'*Alexander* ou même une opération vaginale.

L'hystéropexie complémentaire est indiquée dans tous les cas d'utérus trouvés flottants au cours d'interventions pelviennes ou de rétrodéviations utérines. Dans certains cas particuliers, les opérations plastiques sur le vagin peuvent être nécessaires comme opérations accessoires.

II. Résultats. — L'hystéropexie pure, grâce à la méthode aseptique, est une opération qui n'est pas plus grave que la laparotomie exploratrice; elle est donc absolument bénigne.

III. Contre-indications. — On ne connaît jusqu'à ce jour aucune contre-indication de l'hystéropexie proprement dite; dans les cas extrêmement graves de rétrodéviations de l'utérus gravide, on peut tenter, comme dernière ressource, l'hystéropexie intra-péritonéale.

Reynier.

Pour avoir de bons résultats, quand on fait des hystéropexies, il faut faire d'emblée la double opération de l'hystéropexie et de la colpopérinéorraphie.

Chaput.

L'*hystéropexie* n'a pas les mêmes inconvénients que

l'opération d'Alquié-Alexander, elle permet de vérifier le diagnostic, d'examiner les annexes, de redresser toujours et facilement l'utérus et enfin de le fixer solidement à la paroi.

Cette fixation n'est pas cependant sans inconvénients (envies fréquentes d'uriner, vives douleurs au cours de la grossesse, dangers d'un étranglement interne).

IMPERFORATION DE L'HYMEN.

Picqué.

Pratiquer le débridement à l'aide du bistouri, des ciseaux ou du thermo-cautère.

Antisepsie rigoureuse.

Pour prévenir un nouvel accolement des parties séparées, maintenir pendant quelque temps des mèches imprégnées de vaseline iodoformée.

INFLAMMATIONS DE L'APPAREIL GÉNITAL.

Doléris.

Il y a débat entre le procédé qui sacrifie radicalement les organes enflammés et celui qui consiste à attendre beaucoup de l'expectation unie à une thérapeutique conservatrice.

Sans être conservateur à outrance, je ne saurais cacher que j'ai été souvent bien inspiré en réservant pendant plusieurs mois une opération radicale, car j'ai vu la guérison obtenue par ce que nous appelons les *petits moyens*, c'est-à-dire : dilatation de la matrice, curage, drainage prolongé, révulsifs, repos, balnéation, massage, électricité.

I. **Traitement médical.** — On obtient souvent par de simples conseils médicaux, le repos, les révulsifs, etc., une amélioration suffisante, pour que les malades aient refusé une intervention quelconque.

II. **Traitement intra-utérin.** — Dans les cas rebelles et avec récidives multiples, on peut faire la thérapeutique intra-utérine avec succès.

Les malades sont si non guéries, du moins assez améliorées, pour ne sentir aucun trouble de l'affection ovaro-salpingienne et il faut les considérer simplement comme améliorées; ce n'est pas qu'elles se plaignent mais uniquement parce qu'elles reviennent de temps à autre et qu'on trouve encore des vestiges de l'ancienne maladie.

III. **Traitement chirurgical.** — Opérer les lésions salpingo-ovariques invétérées, liées à une déviation, à une rétroversion ou à un prolapsus.

Dans un certain nombre de cas, on pourra, ou bien il *faudra* procéder d'emblée à l'extirpation.

C'est ainsi qu'il est quelquefois nécessaire d'opérer d'emblée la laparotomie et l'extirpation des organes en riason de la réapparition fréquente des récidives ou de la coexistence de petits néoplasmes, ou de l'existence à peu près démontrée de lésions incurables par leur ancienneté, telles que pyo-salpinx, hématocèles tubaires, ovarites hémorragiques à gros kystes, tumeurs diverses, etc.

En résumé, si, dans un tiers des cas environ, il faut opérer l'extirpation des annexes, primitivement dans quelques cas, secondairement dans d'autres, on peut guérir *symptomatiquement* les deux autres tiers, sans opérations ou avec des interventions minima.

La conclusion naturelle de ces faits est qu'il y a toujours intérêt à commencer le traitement par la thérapeutique dite médicale, suivie par la chirurgie *minima* et ne recourir aux sacrifices définitifs qu'après échec des autres moyens.

Reclus.

Inflammations du petit bassin. — I. TRAITEMENT PAR LES INJECTIONS VAGINALES. — Les injections vaginales d'eau chaude remplissent difficilement le but qu'elles prétendent atteindre. En effet, l'eau chaude, venant en contact exclusivement avec le col, ne produit aucune action sur l'utérus et les tissus qui l'entourent.

Cependant l'eau chaude, appliquée convenablement, est un moyen précieux de combattre les inflammations au début.

II. TRAITEMENT PAR LES LAVEMENTS. — Substituer aux injections les lavements d'eau chaude. La méthode est plus rationnelle. L'utérus se trouve en contact avec l'intestin distendu; de plus, le rectum traversant le petit bassin lui communique la température qui lui est donnée. Les tissus sont ainsi baignés dans une atmosphère chaude et bienfaisante.

L'eau doit être à la température de 55° à 60° centigrades. Ne pas dépasser ce degré, parce qu'au delà les albumines se coagulent.

La quantité peut aller jusqu'à 1 litre; en faire prendre le plus possible.

Faire prendre un lavement tous les matins, une demi-heure avant le lever.

La femme, couchée sur le dos, s'introduit dans le rectum la canule de l'irrigateur, puis ouvrant très peu et progressivement la valve, laisse l'eau chaude être chassée dans l'intestin.

Habituellement, dès qu'il y a une certaine quantité d'eau injectée, la malade éprouve des coliques; elle interrompt alors le courant, jusqu'à ce que les coliques soient passées, puis elle le rétablit.

Le lavement une fois pris, la malade a soin de ne

pas s'agiter dans son lit; elle demeure dans le décubitus dorsal, jusqu'au moment de se lever; elle rend alors son lavement.

Commencer par ces lavements d'eau chaude chez les femmes qui ont des symptômes de troubles utérins légers, et ne procéder à l'examen *per vaginum* que lorsque les troubles se sont amendés.

En agissant ainsi, on peut arriver à éviter à la femme la nécessité de l'examen et on fait disparaître les symptômes.

INJECTIONS VAGINALES.

S. Duplay.

Le liquide employé pour les injections vaginales est tantôt de l'eau pure, tantôt de l'eau renfermant certaines substances médicamenteuses.

Il est de la plus haute importance de déterminer exactement la *quantité*, le *degré de pression* et la *température* du liquide employé.

1° *Quantité*. — La *quantité* du liquide varie suivant l'effet que l'on veut obtenir, suivant qu'il s'agit d'*injections* ou d'*irrigations*, simples ou médicamenteuses.

En général, on emploie pour chaque injection deux ou trois litres de liquide, mais, dans certains cas, cette quantité peut être plus considérable ; c'est ainsi que, dans les *irrigations proprement dites*, on emploie souvent 20 à 30 litres de liquide, et que l'on renouvelle plusieurs fois par jour ces irrigations.

2° *Degré de pression*. — Dans la plupart des cas, il importe que le liquide de l'injection ne produise pas de percussion sur les organes, il faut donc proscrire les clyso-pompes et autres instruments analogues, qui déterminent un jet de liquide irrégulier et susceptible de donner lieu à un véritable choc. D'une manière générale, la projection à 10 ou 15 centimètres peut être considérée comme tout à fait inoffensive, et on devra régler sur ce chiffre la pression du liquide, ce qui est très facile avec l'irrigateur Éguisier ou avec les irrigateurs à réservoir; avec le premier, en effet, il suffira d'ouvrir le robinet du tube de dégagement à un degré déterminé d'avance et réglant le jet du liquide au point voulu; avec les irrigateurs à réservoir, on a calculé que, en plaçant le réservoir à une hauteur de 1 m. 50, les orifices de la canule fournissaient des jets projetés à 10 ou 15 centimètres. Par conséquent, lorsqu'on se servira de ces irrigateurs, on devra placer le récipient à la hauteur de 1 mètre à 1 m. 50 au-dessus du plan sur lequel repose la malade.

3° *Température.* — La *température* du liquide injecté varie suivant les indications thérapeutiques. On peut avoir à prescrire des injections *froides*, *tièdes*, *chaudes*.

a. Pour les *injections froides*, qui sont peu employées, on s'accorde à prendre de l'eau glacée ou se rapprochant de 0°.

b. Les *injections tièdes*, qui n'ont par elles-mêmes aucune action spéciale, se font à environ 30°.

c. Mais, en ce qui concerne les *injections chaudes*, les auteurs diffèrent sur le degré de température que doit posséder l'eau injectée.

On se contente souvent de prescrire, dans ce cas, des injections aussi chaudes que la malade pourra les supporter. Mais il faut se défier de cette évaluation un peu vague et du moins indiquer une limite extrême qu'il serait dangereux de dépasser. C'est ainsi que de l'eau à 60°, qui produit déjà de l'érythème à la peau, pourrait déterminer une brûlure sur la muqueuse vaginale. Au-dessous de 60° même, l'injection peut encore être très douloureuse et même intolérable. D'une manière générale, on peut dire que la température de l'eau ne doit pas dépasser 50° centigrades.

Lorsque les injections chaudes sont employées comme *hémostatiques*, on peut arriver de suite à la plus haute température que puisse supporter la malade.

Dans les cas où elles sont destinées à produire une *action résolutive*, par exemple dans les phlegmasies utérines et péri-utérines, il est bon d'élever progressivement la température. Ainsi, on peut commencer par injecter le liquide à une température dépassant de 2 à 3 degrés celle du corps, puis l'élever rapidement jusqu'à 43 degrés et même davantage, si la malade peut supporter cette élévation ; 50 degrés constituent un maximum qu'il pourrait être dangereux de dépasser.

INVERSION DE L'UTÉRUS.

Périer.

Le procédé de choix est l'amputation lente de l'utérus par la ligature élastique.

La constriction des tissus, exercée par un fil inextensible de soie phéniquée, peut être maintenue et augmentée sans que l'on ait besoin de se livrer sur l'utérus à des manœuvres et à des tiraillements pénibles et souvent dangereux.

IRRIGATION VAGINALE.

Terrillon.

La malade étant couchée dans la position de l'examen au spéculum, injecter dans le vagin une certaine quantité d'eau chaude.

Dès que la malade accuse une sensation de chaleur trop violente, arrêter l'irrigation, en oblitérant l'orifice vulvaire.

Après quelques minutes, recommencer.

Il doit passer dans le vagin environ 1 litre de liquide dans une heure.

KYSTES DES GLANDES VULVO-VAGINALES.

Le Dentu.

Injecter dans la poche non vidée III, IV, VI gouttes d'une solution de chlorure de zinc au 1/10, à l'aide de la seringue de Pravaz.

Tillaux.

Fendre le kyste sur toute sa hauteur. Évacuer le contenu. Faire des lavages avec une solution phéniquée au 1/10. Toucher la face interne avec une solution de chlorure de zinc à 5 pour 100.

La suture est inutile.

KYSTES DE LA MAMELLE.

Tillaux.

Kyste essentiel de la mamelle. — La compression ne réussit jamais quand il s'agit d'une néoplasie du sein.

Quelle sorte d'opération faut-il faire?

On peut après une incision énucléer le kyste, le faire sortir comme une bille, mais on laisse dans ce cas-là la capsule d'enveloppe ; comme la capsule d'enveloppe de ces tumeurs joue un certain rôle dans leur récidive, il faut toujours enlever cette capsule. En examinant microscopiquement des tumeurs de cette sorte, on voit de petites tumeurs adénoïdes situées dans l'épaisseur de la capsule.

Il faut donc faire une incision dépassant la capsule, de façon à avoir du tissu glandulaire tout autour et être certain d'enlever la capsule : on enlève la tumeur enveloppée de tissu glandulaire. De cette façon, on n'a pas de récidive.

KYSTES DE L'OVAIRE.

Tillaux.

I. Traitement par l'ovariotomie. — L'*ovariotomie* est le seul mode de traitement des kystes ovariens et parovariens.

Les contre-indications sont le volume excessif de la tumeur, l'état général très mauvais, les affections organiques graves.

II. Traitement par la ponction. — Ne faire la *onction* que si, l'ovariotomie ne pouvant être faite, il faut soulager la malade ou lui rendre la respiration plus facile.

F. Terrier.

L'âge des néoplasmes malins est celui où se développent le plus souvent les tumeurs ovariques kystiques. D'ordinaire les menstrues sont peu influencées par les tumeurs kystiques, il faut peut-être faire quelques restrictions pour les tumeurs qui siègent des deux côtés.

Quand ils se développent chez des femmes jeunes, les kystes peuvent déterminer des troubles dans l'évolution de la grossesse et provoquer des fausses couches, non toujours par leur volume, mais par les accidents inflammatoires qu'ils peuvent faire naître.

Le début des tumeurs et les accidents qu'elles provoquent n'ont ici rien de spécial.

La gravité des ponctions antérieures à l'opération ne peut résulter que de l'ensemencement du liquide kystique par des instruments septiques.

Toute altération de la sécrétion urinaire et surtout la présence de l'albumine est d'un pronostic opératoire fort sérieux, alors même que l'albuminurie n'existe plus au moment de l'opération.

Les causes de la mort sont des péritonites aiguës ou des accidents urémiques.

Si, après fermeture du ventre, on pouvait soupçonner l'oubli d'un corps étranger dans l'abdomen, il faudrait rouvrir la cavité abdominale et aller à la recherche du corps étranger.

Lucas Championnière.

La récidive des kystes était plus commune autrefois qu'aujourd'hui, parce qu'à présent on y regarde de plus près. Quand on a bien inspecté l'ovaire, on voit ce qu'il est, et, en tenant compte de l'âge de la femme, on juge ce qu'on doit faire.

Dans le doute, il vaut mieux enlever les deux ovaires: mais, quand le second ovaire est sain, on n'a guère de chances de récidive.

Quant à la grossesse, elle peut se produire même avec un ovaire malade.

Doléris.

Quand on a été conduit à extirper un ovaire, il faut tenir compte de deux choses dans l'appréciation de ce qu'il reste à faire.

S'agit-il d'une dégénérescence maligne, suspecte de l'ovaire enlevé, la récidive sur l'autre ovaire a beaucoup de chances pour se produire; il est alors prudent d'extirper aussi celui-ci; d'autre part, il est évident qu'on procédera aussi à cette extirpation au cas où le second ovaire serait lui-même plus ou moins dégénéré.

Il est des chirurgiens, qui, s'exagérant cette tendance à la récidive, même quand il s'agit de simples kystes de l'ovaire, extirpent le second ovaire sous prétexte de la prévenir. Il y a là abus.

On se laisse aller trop facilement à enlever le second ovaire, quand on a été conduit à en enlever un, qui, lui, était réellement malade. On se préoccupe trop, d'une manière générale, de la possibilité d'une récidive.

Il vaut mieux attendre que le second soit atteint à son tour de dégénérescence kystique, pour l'enlever.

Chez les femmes opérées d'ovariotomie unilatérale, les grossesses peuvent en effet se produire, grâce à la conservation de l'ovaire sain.

Pozzi.

Il est plus avantageux de permettre le fonctionnement, même imparfait, de l'appareil ovarien que de le supprimer complètement; il faut donc pratiquer des opérations conservatrices, par exemple des résections partielles de l'ovaire.

Il suffit d'une très petite quantité de tissu ovarien pour assurer la régularité de la menstruation, et, par suite, permettre la fécondité; nombre d'observations en font foi.

Il reste à déterminer dans quels cas de lésions de l'ovaire on peut faire une opération partielle et à fixer la nature et la technique de cette opération.

I. Résection de l'ovaire. — 1° *Indications.* — Comme règle générale, toutes les fois que la trompe est saine et que l'ovaire seul est altéré, il faut essayer d'en conserver une partie et ne se résigner au sacrifice total qu'à la dernière extrémité.

La lésion typique, celle qui est la plus favorable à la persistance des fonctions du reste de l'ovaire, est un kyste isolé siégeant vers un de ses pôles, kyste dermoïde (Schrœder), kyste proligère commençant, gros kyste folliculaire, kyste du corps jaune.

2° *Technique.* — Dans ces circonstances, la technique s'impose d'elle-même à l'opérateur :

a. S'assurer de la perméabilité complète de la trompe, en introduisant un stylet par son pavillon et en le poussant jusqu'à la corne utérine ;

b. Tandis qu'un aide fixe l'ovaire entre ses doigts, le chirurgien pratique la résection de la partie altérée par deux incisions qui circonscrivent un tégument uniforme ;

c. Les deux lèvres de l'incision sont réunies à l'aide d'un surjet en catgut qui assure à la fois la coaptation et l'hémostase.

II. Ignipuncture. — On peut remplacer la résection par l'ignipuncture, lorsque l'ovaire présente des lésions très disséminées, constituées par des kystes de petit volume ou par l'ovarite diffuse.

On peut, il est vrai, se demander si l'on ne va pas créer des noyaux cicatriciels même dans la profondeur de l'organe et favoriser cette sclérose qu'on avait pour but de guérir. Il en serait certainement ainsi dans les cas où la cautérisation serait suivie de la chute de l'escarre par suppuration et granulation ; mais le processus est tout différent dans l'intérieur de la cavité péritonéale, il est essentiellement aseptique.

L'escarre est très résorbée, molécule à molécule, sans travail inflammatoire, par conséquent sans prolifération embryonnaire. L'observation clinique tend même à faire supposer que l'irritation substitutive, produite par le fer rouge au sein des tissus atteints de sclérose, favorise leur résorption. Il est, en outre, prouvé que l'ignipuncture ne favorise pas la dégénérescence microkystique de l'ovaire, comme on aurait pu le craindre.

Les suites de l'intervention chirurgicale sont absolument bénignes, les douleurs sont abolies ou très diminuées. En un mot, on obtient des résultats aussi satisfaisants qu'avec la castration.

Quant à la menstruation, elle présente dans la suite une régularité remarquable : chez quelques opérées qui étaient auparavant mal réglées, le flux menstruel est revenu plus abondant, et ce résultat paraît être dû à la grande amélioration de la santé générale.

P. Segond.

L'ablation isolée (sans l'utérus) des kystes de l'ovaire par le vagin est possible.

On peut la discuter en cas de tumeurs unilatérales.

Mais en cas de tumeurs bilatérales, il n'y a pas à hésiter; il ne faut pas faire l'*ovariotomie vaginale* isolée, mais l'*hystérectomie totale*.

La possibilité d'enlever les kystes de l'ovaire par l'hystérectomie vaginale a été démontrée par des erreurs de diagnostic, le kyste ayant été pris pour un pyosalpinx.

Les indications de l'opération sont limitées par le volume considérable de la tumeur. Quand elle dépasse l'ombilic, il ne faut plus chercher à l'enlever par le vagin.

L'ablation de l'utérus n'aggrave pas l'opération de l'ablation des ovaires; au contraire, l'opération, ainsi complétée, est beaucoup plus bénigne, et du moment qu'on enlève les ovaires, il n'y a aucune raison de chercher à garder l'utérus. La femme n'a que faire de conserver ces quelques grammes de tissu musculaire qui, privé d'ovaire, n'est plus qu'un fusil sans cartouches.

L'opération n'est pas difficile; elle est plus facile que l'hystérectomie pour fibrome, car la tumeur est molle; on peut enlever très facilement d'énormes kystes en les crevant d'abord; ils crachent leur contenu, se vident, et la poche, revenue sur elle-même, passe alors sans aucune difficulté à travers le vagin.

Deux cas peuvent se présenter : ou bien l'utérus est refoulé en haut et le kyste tombe dans le cul-de-sac; alors on enlève le kyste puis l'utérus; ou bien, au contraire, l'utérus abaissé se présente le premier, on fait alors l'ablation dans l'ordre inverse.

L'objection principale que l'on peut faire à cette méthode est la difficulté du diagnostic de la bilatéralité des lésions; mais comme le premier temps de l'opération est l'incision du cul-de-sac postérieur, on peut, à ce moment, vérifier le diagnostic en explorant les annexes à travers cette incision. Ce n'est toutefois pas toujours possible. Il arrive que l'opérateur commence l'hystérectomie pour kystes et trouve, non un kyste, mais un fibrome. L'erreur n'a pas d'importance, puisque c'est par l'hystérectomie vaginale que les fibromes sont opérés dans les meilleures conditions.

KYSTES PARA-OVARIENS.

Terrillon.

Conseiller la *ponction*, si la tumeur est partout et

nettement fluctuante, si les parois en paraissent minces, sans aucune apparence de partie solide et résistante.

Il y a souvent récidive après un temps plus ou moins long et il ne faut pas compter d'une manière absolue sur le succès de la ponction : les malades doivent donc être suivies longtemps pour que l'on puisse assurer l'efficacité de ce mode de traitement.

KYSTES DES TROMPES.

Doléris.

I. Dilatation. — La dilatation permanente, lente et progressivement augmentée de la cavité utérine est obtenue en quelques jours par :

a) Des tiges de laminaires antiseptiques ;

b) Des cônes d'éponge préparée, antiseptique.

On répète l'action des éponges, pendant plusieurs jours, en les augmentant de volume. On maintient la cavité utérine distendue pendant quatre, cinq jours et plus.

II. Curage. — Faire le curage méticuleux des angles tubaires de la cavité utérine.

III. Drainage. — Drainer la cavité utérine à l'aide de gaze iodoformée enduite de glycérine et bien tassée. Ce pansement est renouvelé tous les jours, en diminuant progressivement la quantité de gaze.

IV. Soins consécutifs. — Ils consistent en repos complet au lit, abstention de fatigues, de coït, de mouvements brusques, qui sont favorables à la *restitutio ad integrum*.

Le repos au lit doit être repris pendant la première période menstruelle.

KYSTES DE L'UTÉRUS.

Duplay.

I. Traitement par l'hystérectomie abdominale. — Si le développement rapide de la tumeur, les compressions exercées sur les divers organes ne permettent pas d'abandonner la tumeur à elle-même, le seul traitement applicable est l'*hystérectomie abdominale*. Cette opération semble, dans ce cas, donner de meilleurs résultats que celle que l'on pratique pour enlever des tumeurs entièrement solides.

II. Traitement par la ponction. — L'évacuation du liquide par la ponction est inutile et souvent dangereuse.

KYSTES DU VAGIN.

Tillaux.

Faire l'anesthésie locale avec la cocaïne.

Ouvrir la poche, la laver à l'eau phéniquée, et cautériser avec la solution de chlorure de zinc à 4 pour 100.

L. Labbé.

Inciser la poche, et se servir du doigt conducteur pour enlever complètement la poche.

Isoler très profondément le pédicule du kyste profond postérieur, dans la crainte d'intéresser la séreuse, si l'on poursuivait cette dissection; faire une ligature au catgut sur le pédicule et le sectionner au-dessous. Après l'ablation des kystes, il reste deux grandes cavités, qui doivent être lavées, puis drainées; les parois du vagin sont entourées ensuite avec du crin de cheval et le vagin bourré de gaze au salol et occlus avec une lame de protective.

Les suites opératoires sont bonnes, il n'y a pas de suppuration et la réunion par première intention est parfaite.

Pozzi.

Vider la tumeur.

Pour faciliter l'énucléation, recourir à l'injection solidifiable de stéarine, c'est-à-dire remplir la tumeur de blanc de baleine fondu, que l'on fait durcir par une application de glace; on dissèque alors la poche tout à fait à son aise.

LAPAROTOMIE.

Terrier et Hartmann.

Opérer bien à ciel ouvert et non à l'aveuglette, en employant la position déclive. Cette position, jointe à l'emploi de compresses recouvrant l'intestin et de rétracteurs des bords de la plaie médiane, permet de bien voir jusqu'au fond du bassin.

L'éventration après la laparotomie n'existe plus, depuis que l'on fait les sutures à étages au lieu de la suture en masse du ventre.

Richelot.

La suture à étages ne donne jamais de cicatrice difforme, ni d'éventration, si petite qu'elle soit et cela non seulement après les salpingectomies, mais aussi après l'ablation d'énormes fibromes ou de gros kystes multiloculaires, après l'abandon de tout bandage.

La grande supériorité de ce procédé consiste en ce qu'il assure parfaitement l'affrontement des différents plans, ce que la suture à un seul plan assure beaucoup moins bien.

Pozzi.

La *laparotomie* est plus efficace et moins grave que l'*hystérectomie*, et les résultats en sont supérieurs.

TECHNIQUE. — Pratiquer la laparotomie plus par le tact que par la vue.

1° *Opération proprement dite.* — Incision de 5 à 6 centimètres. S'orienter après introduction de quatre doigts ou de la main sur le fond de l'utérus.

Rechercher les annexes, détacher hardiment toutes les adhérences pariétales; s'il en existe d'intestinales, les disséquer après avoir attiré la tumeur et l'anse intestinale à l'extérieur.

Disséquer aux ciseaux, et hémostasier au thermocautère.

Faire le lavage du péritoine et le drainage à la gaze iodoformée, quand on craint un écoulement sanguin tardif. Abandonner totalement les éponges, qu'il faut remplacer par des compresses de gaze antiseptique ou aseptique.

2° *Sutures.* — On commence par passer l'aiguille à travers un angle de la plaie et à nouer par trois nœuds superposés l'extrémité terminale de l'aiguillée de catgut dont on laisse pendre un bout assez court et sur ce bout on met une pince. On pique alors l'aiguille à 1 ou 2 millimètres du bord de la plaie, puis on la fait cheminer sous toute la surface de celle-ci et ressortir en un point symétrique sur l'autre bord de la plaie; on tire le fil modérément et on confie à l'aide qui tenait déjà la pince le soin de le maintenir tendu pendant qu'on fait le second point de la suture continue ; il faut qu'il ait soin de ne pas lâcher brusquement le fil quand le second point doit être serré, mais qu'il le suive, le maintenant jusqu'au ras de la plaie, pour éviter que le point précédent ne se relâche. Il est bon, lorsqu'on arrive à moitié de la suture de faire opérer une légère traction sur l'angle opposé de la plaie avec une pince tire-balle, de manière à assurer le parallélisme des bords.

Si toute la surface cruentée ne peut être chargée sur l'aiguille, on fera la suture à étages.

Pour cela, dans le point où la plaie offre une largeur exagérée, au lieu de piquer avec l'aiguille en dehors de la plaie, on piquera en dedans de ses bords. Dès que l'on aura suffisamment diminué la largeur de la plaie on recommencera à piquer l'aiguille sur la peau.

Blessures de l'uretère dans la laparotomie. — Bien que situé au dehors du péritoine, l'uretère peut parfois se trouver au contact de certaines tumeurs rétro-péritonéales, telles que des tumeurs nées dans le ligament large et en particulier certains kystes para-ovariens. Les adhérences qui s'établissent entre l'uretère et ces tumeurs peuvent, au moment de l'énucléation, amener la déchirure de ce conduit et, par suite, des accidents mortels, si la lésion passe inaperçue.

Lorsque la lésion est reconnue à temps, la conduite à tenir peut soulever des problèmes très difficiles.

Trois cas peuvent se présenter ; 1° déchirure latérale sans solution totale de continuité ; 2° déchirure complète, interruption de la continuité du canal, mais sans que des connexions soient détruites ; 3° rupture complète avec arrachement de l'un des bouts, généralement l'inférieur, qui se trouve disséqué dans une étendue plus ou moins grande.

1° *Déchirure latérale.* — Dans le premier cas, il y a lieu de faire une suture très exacte de la plaie avec de la soie fine ; puis, mettre à demeure pendant huit jours une sonde de Pawlik jusqu'au delà de la suture. Si l'on n'a pas cet instrument ou si on ne réussit pas à pratiquer ce cathétérisme assez délicat, il faudra amener autant que possible vers l'ouverture abdominale les bords de la cavité opératoire, de manière à provoquer la formation d'adhérences périphériques et d'assurer l'écoulement facile de l'urine au dehors.

2° *Déchirure complète.* — La conduite sera exactement la même que pour une déchirure latérale.

3° *Rupture complète.* — Le but de l'intervention est d'empêcher l'effusion de l'urine dans le péritoine, soit par l'établissement d'une *fistule urétérale*, soit par la *néphrectomie*.

La *néphrectomie immédiate* serait facile, étant donné que l'abdomen est déjà ouvert, mais elle constitue une opération dangereuse sur une malade qui vient d'absorber une quantité notable de chloroforme et de subir déjà un traumatisme important.

Mieux vaut fixer le bout rénal de l'uretère dans une incision transversale pratiquée à la région lombaire et y mettre une sonde à demeure, de manière à établir une fistule : lier le bout vésical et l'assujettir par des sutures à la partie inférieure de la plaie abdominale.

La néphrectomie secondaire pourra être pratiquée quelques mois après avec succès.

Schwartz.

La laparotomie donne de bons résultats dans les cas de dégénérescences scléro-kystiques des ovaires avec douleurs vives, paroxystiques.

Chaput.

Laparotomie proprement dite. — Elle est préférable à l'*hystéropexie*, dont le sens est restreint, par ce qu'elle laisse à l'opérateur le choix de ses décisions.

On peut, en effet, faire le redressement sans castration ni fixation, ou bien la castration sans hystéropexie.

Si l'utérus a besoin d'être fixé, il est préférable de suturer dans la plaie les pédicules ovariens, s'il y a eu castration.

Dans le cas contraire, il suffit de faire le raccourcissement intra-abdominal des ligaments ronds.

Picqué.

Laparotomie vaginale. — Les indications et contre-indications sont de deux ordres :

1° Le vagin ne doit pas être étroit et rigide et par conséquent l'opération ne doit pas être pratiquée chez des filles vierges.

Elle ne doit pas non plus être employée chez des femmes douées d'un embonpoint trop marqué, état qui a pour conséquence de rendre très difficile l'accès des voies vaginales et de rendre l'opération impraticable à un chirurgien habile et exercé. L'étroitesse du vagin est une contre-indication, qui aujourd'hui a perdu beaucoup de sa valeur, grâce à la nouvelle méthode de débridement simple ou double de la vulve.

2° La collection péri-utérine doit être de petit volume et mobile, c'est-à-dire non adhérente. L'utérus lui-même doit être mobile et la mobilité des lésions sera au préalable nettement constatée par le toucher et le palper combinés. Au besoin, l'examen sera pratiqué sous le chloroforme.

Laparotomie sous-péritonéale. — Par cette opération, le chirurgien se propose d'arriver dans une poche liquide, incluse dans le péritoine, sans l'ouvrir, mais en décollant le feuillet pariétal de la fosse iliaque jusqu'au niveau du point où la poche incluse adhère à ce feuillet.

A ce point de vue, on doit éliminer toutes les opérations extra-péritonéales et ne point décorer du nom de laparotomie sous-péritonéale l'ouverture d'un simple abcès de la fosse iliaque.

Routier.

Laparotomie vaginale. — Elle est, pour les petites collections salpingo-ovariennes, une opération d'avenir.

Elle peut suffire en cas de lésions petites et décorticables; dans le cas contraire, elle restera simplement exploratrice, pour ne devenir que le premier temps de l'hystérectomie vaginale.

LAVAGE DU PÉRITOINE.

Pierre Delbet.

1° Le liquide employé en lavage se répand dans toute la cavité péritonéale. Quand il s'agit simplement de nettoyer le cul-de-sac de Douglas, il serait donc bon, au cours du lavage, d'élever le tronc de la malade et de continuer à protéger avec des éponges les anses intestinales non souillées.

2° Il est difficile, peut-être impossible, de débarrasser complètement par le lavage le péritoine des substances étrangères qui ont pénétré dans sa cavité. Assurément l'asepsie relative suffit souvent au succès, mais, dans le cas d'épanchement de liquide très septique, d'exsudats septiques étendus et adhérents, il semble qu'il soit indiqué de faire suivre le lavage aseptique d'un lavage antiseptique.

3° Après le lavage, il reste toujours dans le péritoine une quantité notable de liquide, qui occupe le petit bassin, les fosses iliaques, les fosses lombaires. Si donc on a lavé pour entraîner du pus, il faudra aller chercher dans ces régions, à l'aide d'éponges, les derniers restes du liquide.

4° Le lavage du péritoine dans les limites thermiques de 18° à 50° n'a sur la respiration et la circulation que des influences insignifiantes ou nulles. Il n'expose à aucun danger de ce côté. Le lavage sera fait à une température voisine de celle de la cavité abdominale : 38° à 39° centigrades.

5° L'action hémostatique des lavages à haute température parait douteuse.

6° La quantité de liquide absorbé dans les premières minutes du lavage est considérable. Lorsqu'on emploie la solution de chlorure de sodium à 7 pour 1000, on obtient ainsi une véritable transfusion indirecte. Par conséquent la durée de l'opération ou la présence d'une hémorragie peuvent devenir des indications de lavage. Mais d'autre part, on a à craindre l'absorption de substances toxiques et il faudra, après le lavage, en enlever la plus grande partie à l'aide d'éponges.

7° Il est possible de laver le péritoine avec des substances toxiques sans danger d'intoxication. Il faut pour cela faire précéder le lavage toxique d'un lavage de dix minutes de durée avec la solution salée à 7 pour 1000, et le faire suivre d'un troisième lavage avec la même solution pour débarrasser le péritoine de l'excès de substance toxique.

LEUCOPLASIE VAGINALE.

E. Besnier.

I. Traitement médical. — Injections fréquentes, lotions alcalines après chaque miction et applications de pommades, telles que la suivante, destinées à protéger les parties intactes contre le contact des liquides irritants :

Amidon....................	ãã 25 gr.
Oxyde de zinc................	
Vaseline......................	40 —

II. Traitement chirurgical. — Dès que la dégénérescence épithéliomateuse se produit, intervenir chirurgicalement : faire l'ablation de la plaque avec les ciseaux ou recourir à la destruction avec le thermocautère.

LEUCORRHÉE.

Jules Chéron.

Prescrire :

Chlorate de potasse..............	12 gr.
Laudanum de Sydenham.........	10 —
Eau de goudron................	200 —

Faire dissoudre. — Deux à trois cuillerées à bouche pour chaque litre d'eau chaude. Employer cette solution en injections, matin et soir. La durée de l'injection sera, chaque fois, de cinq à six minutes.

Ed. Schwartz.

Faire une irrigation vaginale avec de l'eau aussi

chaude que possible, introduire le spéculum et sécher avec des éponges et du coton hydrophile. Introduire une quantité suffisante d'acide borique en poudre, pour remplir la partie supérieure du vagin et recouvrir la partie intra-vaginale du col. Tasser la poudre, au moyen d'un tampon de coton absorbant.

Laisser le pansement en place, pendant trois ou quatre jours, et le renouveler, s'il est nécessaire. Les deux premiers jours, il y a encore un léger écoulement aqueux à travers la poudre et le coton, mais il disparaît promptement.

Audhoui.

Préparer d'abord une teinture composée de :

Semences d'Ajowan pulvérisées...	10 gr.
Ergotine	5 —
Noix vomique en poudre..........	0 — 50
Extrait d'opium.................	0 — 20
Esprit de cannelle..............	100 —

Faire macérer pendant quatre jours ; passer avec expression et filtrer.

La potion se fait avec cette teinture.

Mêler pour cela une cuillerée à café de la teinture d'Ajowan à de l'eau sucrée, environ un verre à vin de Bordeaux.

Prendre la potion immédiatement après le repas.

User en même temps des remèdes usités contre la lésion de l'utérus.

LITHOTRITIE CHEZ LA FEMME.

Guyon, Tillaux, Tuffier.

La recherche du calcul et les manœuvres de broiement sont beaucoup plus difficiles chez la femme que chez l'homme (1).

LYMPHANGITE DES ORGANES GÉNITAUX.

Labadie-Lagrave.

La première indication du traitement est de rouvrir la voie fermée par l'inflammation ; la seconde est d'assurer l'antisepsie de l'utérus.

Commencer par faire l'antisepsie du vagin, ce que l'on obtient en pratiquant pendant deux ou trois jours des injections intra-vaginales avec la solution de sublimé au 1/2000.

L'antisepsie du vagin obtenue, on fait, avant d'opérer, une injection de la même solution, puis on introduit dans le col un hystéromètre, qui renseigne sur la direction de l'utérus déjà reconnue par le toucher, et qui indique le volume de la tige laminaire à introduire. Cette tige devra être antiseptique; il est bon de la tremper dans une solution de sublimé à 1/1000.

Une fois la tige introduite, on fait un nouveau lavage vaginal, de façon à chasser les mucosités qui sont sorties de l'utérus; et chaque opération est suivie d'un pansement méthodique de la cavité vaginale, soit avec de la gaze iodoformée, soit avec du coton hydrophile imbibé de solution de sublimé.

Le lendemain, on refait la même opération avec une tige plus volumineuse, car il importe de pouvoir pénétrer facilement dans la cavité utérine.

En prenant ces précautions, on n'a aucune complication à redouter; il n'y a pas d'élévation de tem-

(1) Voy. Lefert, *La pratique des Maladies des Voies Urinaires*, article *Lithotritie*.

pérature, et ordinairement la dilatation est bien supportée; elle détermine presque toujours une sécrétion abondante, et un écoulement de liquide purulent et sanguinolent. Il est bon, une fois la cavité utérine suffisamment dilatée, de faire un lavage avec une solution antiseptique. Cette irrigation utérine a l'avantage de nettoyer complètement la muqueuse en la dépouillant de ses mucosités adhérentes, qu'elle entraîne au dehors.

Le traitement sera complété par un tamponnement intra-utérin. On se sert pour cela de gaze iodoformée, découpée en bandelettes de 40 centimètres de long sur 2 de large. On imbibe cette gaze dans un mélange de glycérine créosotée au 1/3. Il est inutile d'abaisser le col pour introduire cette gaze dans la cavité utérine. On y arrive facilement sans cela. Cette traction sur le col dans le cas où l'utérus est fixé et déjà immobilisé par la cellulite pelvienne réveille la réaction péritonéale et provoque quelquefois des poussées phlegmasiques qu'il faut éviter.

Ces pansements renouvelés d'abord tous les deux jours, puis tous les quatre jours, sont continués de la sorte pendant deux ou trois semaines. Le repos absolu au lit est ordonné pendant toute la durée du traitement; cependant cela n'est jamais observé.

La gaze iodoformée que l'on place dans l'utérus agit de deux façons : d'abord, en assurant à la façon d'un drain l'écoulement facile des mucosités, puis en mettant en contact les parois de la muqueuse utérine avec un liquide fortement antiseptique. La muqueuse n'étant plus en contact avec un liquide septique, revient peu à peu à son état normal; et la trompe, si l'oblitération de ses deux orifices utérin et péritonéal n'est pas complète, bénéficie du même processus regressif et la guérison s'obtient complètement. Ce traitement réussit très bien dans le cas où les végétations sont peu nombreuses, où les anfractuosités de la muqueuse sont très petites.

Mais dans les cas de métrite chronique, avec villosités, papilles hypertrophiées, glandes flexueuses, il sera difficile que la gaze soit en contact bien intime avec toute la surface utérine; il restera des anfractuosités où n'arrivera jamais ce corps antiseptique; il y aura un mieux prononcé, même une guérison momentanée; mais, au bout de quelque temps, de ces anfractuosités partiront de nouvelles colonies microbiennes qui amèneront une inflammation nouvelle de toute la muqueuse utérine. Dans ce cas, il est bon de pratiquer le curettage de l'utérus, d'une façon complète. On nivelle ainsi la paroi utérine en détruisant les fongosités. On aura soin de gratter très minutieusement les angles utérins pour débarrasser et ouvrir autant que possible l'orifice des trompes.

Enfin le grattage terminé et les fongosités complètement évacuées par une injection intra-utérine très chaude, qui arrêtera en même temps l'hémorragie, on terminera par une cautérisation profonde de la surface cruentée avec de la gaze iodoformée imbibée de glycérine créosotée. Ce traitement et le précédent donnent de très bons résultats, dans le cas où la trompe n'est pas complètement oblitérée, quand elle n'est encore que simplement congestionnée.

Mais dans le cas où les orifices de la trompe sont fermés, on ne peut avoir aucun succès; on guérit bien la métrite, la lymphangite, mais la trompe reste toujours malade; elle est séparée en quelque sorte de l'utérus par l'oblitération de l'orifice utérin; elle est malade pour son propre compte. C'est dans ces cas que la laparotomie est indiquée, et encore ne devra-t-elle être pratiquée que dans les cas urgents, lorsqu'on se trouve en présence d'une énorme salpingite suppurée. Dans tous les autres cas, il sera bon de tenter l'antisepsie de l'utérus, et l'on obtiendra de cette façon de nombreux succès.

MAMMITES.

Verneuil.

Mammite aiguë. — Pulvérisations phéniquées, anté, intra et post-opératoires, au moyen de solutions à 1 ou 2 pour 100; désinfecter ainsi la région, et alors drainer les parties qui suppurent.

Mammite volumineuse avec fistules non reliées entre elles et collections purulentes profondes. — Les pulvérisations, fréquemment renouvelées et suffisamment prolongées, font avorter les abcès et préviennent l'érysipèle et tout accident septicémique. La rougeur disparaît et le sein diminue de volume.

Lorsque l'intervention chirurgicale est nécessaire, pratiquer les pulvérisations avant et après l'opération : elles aident à la guérison et font disparaître toute chance de fièvre d'inoculation.

Grosse mamelle chaude et douloureuse. — Accident fréquent à la suite de l'accouchement; les pulvérisations rendent la mamelle souple et indolore.

Mammite généralisée diffuse. — La nature cancéreuse ou inflammatoire de ces mammites est souvent douteuse. Trois pulvérisations par jour, de deux heures chacune, produisent la résolution complète.

Tillaux.

Pratiquer la compression.

MASSAGE DE L'UTÉRUS.

Jules Chéron.

Le massage de la région lombo-sacrée est la méthode la plus rapide et la plus efficace pour combattre la congestion utérine, la décongestion produite par ce massage étant plus durable que celle qu'on obtient par l'hydrothérapie et par les bains stimulants.

Faire le massage de la région lombo-sacrée suivant la technique habituelle : frictions, pressions, pétrissage, hachures, tapotements, etc., une fois par jour, dans la période intermenstruelle.

MÉTRITE DU CORPS ET DU COL.

Pinard.

Métrite cervicale. — On obtient la cessation de l'écoulement glaireux et la diminution progressive du col, par l'emploi du naphtol camphré.

On introduit ce mélange dans la cavité utérine, tantôt sous forme de poudre, de collutoire, de crayon, tantôt uni à la gaze ou au coton dans le tamponnement intra-utérin.

Constantin Paul.

Métrite irritable. — Cataplasmes, bains, injections vaginales chaudes, narcotiques, antispasmodiques :

Permanganate de potasse......... 15 centigr.

En pilules, sans sucre, ni substance végétale.

Polaillon.

I. Cautérisation intra-utérine avec le chlorure de zinc. — Avec la flèche de pâte au chlorure de zinc laissée à demeure, le procédé est simple, facile. Il ne fait pas perdre une goutte de sang ; il ne nécessite ni la dilatation longtemps préparée, ni l'abaissement de l'utérus, ni la chloroformisation ; il porte en lui-même l'antisepsie nécessaire. Il ne fait courir aucun danger pour la vie. Il n'expose même à aucune complication sérieuse.

II. Curettage. — L'opération est complexe, sanglante, douloureuse ; elle exige la dilatation préalable de l'utérus, l'abaissement forcé de l'organe, l'anesthésie chloroformique et quelquefois, pour compléter l'action de la curette, une cautérisation plus ou moins intense à l'aide d'un pinceau ou d'un écouvillon.

Les suites ne sont bénignes qu'à la condition qu'aucune faute d'asepsie et d'antisepsie ne soit commise pendant et après l'opération.

La fréquence de la guérison est la même avec l'une et avec l'autre opération.

III. Écouvillonage, hersage. — Ces opérations ne doivent pas prendre une place exclusive.

La cautérisation par la flèche à demeure est d'une efficacité égale, sinon supérieure.

Métrite parenchymateuse. — Elle est avantageusement modifiée par la cautérisation intra-utérine avec le chlorure de zinc.

Métrite blennorragique ou infectieuse. — La cautérisation est indiquée.

Métrite aiguë. — La cautérisation est contre-indiquée.

Dumontpallier.

Cautérisation par le chlorure de zinc. — Le chlorure de zinc est le meilleur modificateur. L'employer sous forme de crayons de pâte de Canquoin bien homogène ; la douleur qui se produit peut être atténuée par une injection de morphine.

1° *Technique.* — Le vagin étant lavé par la liqueur de Van Swieten, mesurer les dimensions de la cavité utérine, à l'aide d'une sonde enduite de glycérine et d'iodoforme, puis placer un crayon de la longueur appropriée. Laver de nouveau le vagin, puis placer un tampon dans le cul-de-sac postérieur et un autre iodoformé sur l'orifice du col.

L'hémorragie, l'écoulement purulent s'arrêtent aussitôt. La douleur peut manquer ; habituellement elle se produit sous forme de coliques utérines.

La rétention d'urine est fréquente.

Après vingt-quatre ou trente-six heures, la malade perd de la sérosité, puis du muco-pus ; l'escarre sort après quatre à treize jours.

Un cathétérisme préventif, vingt à vingt-cinq jours après la cautérisation, éloigne tout danger d'atrésie du col.

2° *Avantages.* — Le traitement, au moyen du crayon de chlorure de zinc laissé à demeure dans la cavité utérine, offre de réels avantages, par sa simplicité, son innocuité et la rapidité de la guérison.

A. Charpentier.

I. Traitement par le petit curettage. — Le *petit curettage*, celui du col, est sans effet.

II. Traitement par le grand curettage. — 1° *Indications.* — Le *grand curettage* ne doit être pratiqué que lorsqu'il n'y a pas d'inflammation des annexes de l'utérus, *salpingite* ou *ovarite*.

2° *Technique.* — Mettre la malade dans la position obstétricale et l'anesthésier.

Saisir la lèvre antérieure avec une pince à griffe, abaisser la matrice, dilater le col.

Faire le curettage avec la curette tranchante, dans de bonnes conditions d'antisepsie avant, pendant et après l'opération; le faire complet, c'est-à-dire ne s'arrêter que quand on perçoit le cri utérin ; le faire suivre d'un nettoiement en passant un écouvillon trempé dans :

Créosote	20 gr.
Glycérine	20 —

La glycérine créosotée ne rétracte pas les tissus et empêche les hémorragies.

Pour terminer l'opération, faire passer dans la cavité utérine un courant d'une solution de sublimé à 1 ou 1/2 pour 100, destiné à enlever l'excès du caustique.

Pratiqué de cette façon, le curettage n'occasionne jamais d'accidents; il n'amène pas d'atrésie du col.

Le curettage guérit-il toujours? Non, sans doute, pas plus d'ailleurs que la cautérisation avec le chlorure de zinc; une seconde opération est parfois nécessaire, comme avec les autres procédés.

3° *Avantages.* — Le curettage a, sur les cautérisations, un grand avantage, c'est qu'une fois fait, il n'est plus douloureux, tandis que l'application du crayon de chlorure de zinc provoque parfois, pendant deux ou trois jours, des douleurs atroces.

Jules Chéron.

Métrite parenchymateuse aiguë. — I. Régime.

— Le régime alimentaire consistera à prendre, dans la journée, environ 2 litres de lait, absorbés par petites tasses. On pourra permettre également les bouillons, l'eau de Vichy, etc.

II. TRAITEMENT LOCAL. — L'indication principale est de calmer, avant tout, les douleurs. La phénacétine permet d'obtenir ce résultat, en même temps qu'elle combat efficacement la fièvre.

On l'administrera de la façon suivante :

Phénacétine....................	0 gr. 25

En un cachet.

Prendre un de ces cachets, toutes les six heures exactement.

Les douleurs sont également très diminuées par les fomentations antiseptiques laudanisées, faites sur la paroi abdominale, de la façon suivante :

Une feuille de ouate hydrophile de largeur appropriée est ployée dans l'eau chaude, exprimée avec une serviette, et arrosée, sur l'une de ses faces, avec XL à L gouttes de laudanum de Sydenham; on place cette feuille de ouate sur l'abdomen et on la recouvre d'une bande de taffetas gommé. Cette sorte de cataplasme antiseptique est renouvelée suivant les besoins, nuit et jour.

Il est utile de faire, en outre, deux ou trois fois dans la journée, des onctions douces sur la région lombosacrée, avec la pommade suivante :

Acide salicylique.................	6 gr.
Lanoline..........................	6 —
Essence de menthe.................	0 — 20
Axonge............................	50 —

Aussitôt que l'état des malades le permet, on leur fait prendre, deux fois par jour, un bain de siège amidonné.

On leur fait, deux fois par jour également, une injection vaginale, à 40° ou 45°, avec de l'eau boriquée à 3 pour 100. Ces injections doivent être faites doucement, sous une faible pression, pour ne pas réveiller les douleurs.

Après quelques jours de ce traitement, il devient possible d'introduire le spéculum sans occasionner de douleurs, et, dès ce moment, il y a un grand intérêt à compléter le traitement qui précède à l'aide des pansements vaginaux calmants et décongestionnants.

On place successivement, sur le col utérin, deux petits tampons de ouate hydrophile, imbibés l'un de chlorhydrate de cocaïne à 1/20, l'autre de glycérine boriquée à 5 pour 100.

L'existence d'un gros ectropion ou d'une ulcération du col contre-indique l'emploi local de la cocaïne dont l'absorption trop rapide ne serait peut-être pas sans danger.

III. Traitement général. — La potion de Rivière trouvera son indication dans l'état nauséeux.

On maintiendra la liberté du ventre par de petites doses de magnésie calcinée prises avec le lait.

Monod.

Métrite blennorragique. — Pratiquer des badigeonnages de la cavité cervicale ou de la cavité utérine, lorsque l'orifice interne est perméable, au moyen de coton imprégné de la solution de permanganate de potasse à 1 pour 100.

Huchard.

L'ichtyol rend de grands services. On obtient avec son emploi une décongestion locale très prompte.

Pozzi.

Quand les autres moyens ont échoué, ou quand les malades, ne pouvant suivre un traitement qui exigerait des mois, demandent à être guéries rapidement, fût-ce au prix d'une opération, le traitement chirurgical rend les plus grands services.

TRAITEMENT CHIRURGICAL. — On fera l'*opération de Schrœder*, c'est-à-dire l'excision de la muqueuse malade, en cernant l'ulcération par l'incision de façon à l'emporter.

1° *Technique.* — Abaisser la fourchette, saisir le col avec une pince, l'attirer près de la vulve, faire un curage complet, méthodique de la cavité utérine et du canal cervical.

a) *Premier temps.* — Incision bilatérale des commissures du col.

b) *Deuxième temps.* — Ablation d'un segment cunéiforme à base supérieure, comprenant la muqueuse cervicale et les deux tiers au moins de l'épaisseur de la lèvre, par deux incisions au bistouri, l'une transversale, l'autre longitudinale.

c) *Troisième temps.* — Résection de la lèvre par la suture du lambeau.

d) *Quatrième temps.* — Suture de la discission latérale.

2° *Avantages.* — Cette opération donne d'excellents résultats; elle substitue une surface saine à une surface malade et permet en même temps d'enlever les portions du col sclérosées ou ayant subi une dégénérescence kystique.

Elle ne crée pas de cicatrice et ne saurait, par suite, être un obstacle à l'accouchement.

Métrite blennorragique. — Faire des injections vaginales et intra-utérines antiseptiques avec :

N° 1. Nitrate d'argent	....	0 gr. 03
Eau distillée et stérilisée	....	30 —
N° 2. Chlorure de zinc	....	1 gr.
Eau distillée et stérilisée	......	100 —

Curettage, cautérisation intra-utérine avec le chlorure de zinc concentré, que l'on applique avec de la ouate enroulée autour d'un porte-topique.

Bouilly.

Métrite aiguë. — I. Régime. — Repos complet, dans le décubitus dorsal.

II. Traitement interne. — Doses répétées d'opium à l'intérieur.

III. Traitement externe. — Grands cataplasmes sur le bas-ventre.

Injections chaudes dans le vagin d'une solution de pavot, additionnée d'acide borique ou de solution phéniquée faible; irrigations chaudes, additionnées de sublimé à 1/1000; applications de tampons glycérinés; lavements.

Éviter l'application des sangsues sur le col et les scarifications.

IV. Hygiène. — Surveiller les malades, au retour de la période des règles et les prévenir des dangers de toute excitation sexuelle.

Métrite chronique. — I. Régime. — Médication reconstituante.

II. Traitement thermal. — Traitement palliatif des phénomènes douloureux ou dyspeptiques, cures aux eaux thermales sulfurées, chlorurées, sodiques, arsenicales ou indifférentes.

III. Traitement médical. — Dans les cas légers, irrigations vaginales d'eau chaude à 45°, matin et soir, et prolongées pendant dix à quinze minutes.

Application des tampons ou des ovules glycérinés, laissés en place vingt-quatre heures.

IV. TRAITEMENT CHIRURGICAL. — Le plus souvent, curettage ou raclage de la cavité utérine avec dilatation préalable du col.

Métrite hémorragique. — L'opération est surtout indiquée dans la forme hémorragique de la métrite, liée aux *fongosités utérines*, dans les *écoulements leucorrhéiques*, muqueux ou muco-purulents.

Budin.

Faire de l'expectation armée d'antisepsie.

On peut triompher de l'hémorragie par le tamponnement et des complications septiques par des injections intra-vaginales et intra-utérines.

Doléris.

Le traitement par une opération unique est un objectif illusoire. Les lésions complexes, englobées trop souvent sous le terme univoque de *métrite*, réclament une thérapeutique spéciale. Il faut d'abord distinguer la *métrite du col* et la *métrite du corps*.

Métrite aiguë du col de l'utérus. — La muqueuse du col, malade depuis peu de temps, est parfois susceptible d'une thérapeutique conservatrice, basée sur la poursuite du processus morbide, préalablement mis en évidence par une large dilatation du conduit cervical. Cette dilatation est indispensable pour la métrite du col. En étalant chaque relief, en amincissant et en ramollissant la paroi cervicale, les tentes dilatatrices, laminaires, éponges préparent à la curette et aux topiques appropriés un travail efficace.

Métrite chronique du col de l'utérus. — Dans les métrites invétérées, on échoue plus souvent qu'on ne réussit.

Dès lors, il faut renoncer aux mesures conservatrices; il n'y a plus qu'un remède, c'est l'abrasion nette et régulière de la muqueuse du col par une opération plastique au bistouri.

En présence de l'ectropion inflammatoire rebelle (vulgairement *ulcération*), la tentation est grande d'user des caustiques à titre d'essai au début, à titre définitif quand il s'agit du fer rouge.

La chirurgie conservatrice doit s'armer du couteau et détruire les tissus malades par une section nette.

L'opération plastique qui enlève est le moyen conservateur par excellence. Par un singulier contraste, ici la prudence est dans l'action chirurgicale, et la conservation fonctionnelle totale est dans le sacrifice d'une partie, non dans les méthodes prétendues palliatives.

Je suis hautement partisan du traitement plastique des lésions du col, dès que le processus tend à la chronicité. Même dans les cas qui paraissent assez simples, l'expérience démontre que les moindres de ces lésions sont souvent incurables par tout autre traitement.

Le traitement doit avoir un triple objectif, correspondant aux trois termes de la pathologie du col utérin : *inflammation*, *traumatisme*, *déformation*.

I. Traitement de l'inflammation. — Au début, le traitement est simple; il doit être *extra* et *intra-cervical*.

1° *Traitement extra-cervical*. — Il consiste à assurer l'antisepsie du vagin par des injections chaudes de sublimé (1 p. 1000 à 1 p. 4000) et des applications de tampons iodoformés qui soulèvent le col et facilitent la circulation en retour.

En cas de sécrétions épaisses ou de gonflement extrême de la muqueuse, on recourt à la glycérine qui produit une action dyalitique utile. Certains vagins s'excorient par la glycérine ; il faut alors employer la vaseline iodoformée :

Vaseline............................	30 gr.
Iodoforme...........................	10 —
Camphre.............................	2 —

ou, s'il y a des phénomènes douloureux, la préparation suivante :

Vaseline............................	30 gr.
Salol...............................	5 —
Chloral.............................	5 —

2° *Traitement intra-cervical.* — Concurremment, recourir à un traitement *intra-cervical*, consistant surtout dans la dilatation antiseptique de la cavité et dans des écouvillonnages légers.

Dans les cas de moyenne intensité, la dilatation répétée, suivie du tamponnement antiseptique, peut être utilisée.

Elle est le plus souvent insuffisante et il faut recourir au *hersage*, fait avec une sorte de scarificateur à lames parallèles multiples et tranchantes de 2 à 4 millimètres, au *curage tranchant* ou à l'application de certains topiques, tels que la créosote, le napthol camphré, la glycérine iodée :

Iode................................	1 gr.
Glycérine...........................	2 —

Lors de lésions plus profondes, il faut faire l'ablation de la muqueuse au bistouri, suivie de la thermocautérisation légère de la surface cruentée, ou la *stomatoplastie*, qui n'est, en quelque sorte, qu'une réduction de l'amputation à lambeaux.

La forme interstitielle scléro-kystique est justiciable de l'amputation.

La *ponction* et la *cautérisation des kystes*, qui amènent une détente passagère dans les symptômes, ne sont que des palliatifs de courte durée.

II. Traitement des lésions traumatiques. — Immédiatement après l'accouchement, on doit faire la *trachéolorraphie*.

Plus tard, on n'opérera que si l'inflammation s'est surajoutée à la lésion traumatique.

Le *procédé d'Emmet* conviendra au cas où la cervicite, étant à son début, est susceptible de céder à de petits moyens.

Mais dès que l'endométrite est profonde, accompagnée de kystes, il faut recourir à l'*amputation de Schrœder*, en combinant avec l'opération le large avivement et les sutures latérales d'Emmet.

III. Traitement des déformations. — 1° Contre la *flexion*, pratiquer des séries répétées de dilatation.

2° Contre la *conicité*, recourir à la stomatoplastie ou à la section bilatérale.

3° Contre l'*allongement hypertrophique*, pratiquer l'amputation.

Une cause d'échec du *curage* est l'existence d'une déviation de la matrice : ici l'élément métrite passe au second plan.

L'emploi de la dilatation et de la curette, en matière de déviation, n'est pas négligeable, mais il n'est point curatif. Les insuccès de cet ordre ne doivent pas figurer au passif du curage.

Il en est de même pour les lésions des *annexes* : salpingites, ovarites, pelvi-péritonites, caractérisées par des processus nettement hyperplastiques. Le curage n'a d'effet immédiat certain que sur la muqueuse.

L'avenir de la gynécologie est dans l'objectif physiologique. Or, le cautère actuel, les caustiques violents à demeure sont destructeurs de la vie physiologique de l'utérus. Il faut donc rejeter la cautérisation intra-utérine.

Métrite du corps de l'utérus. — La dilatation est parfois négligeable.

Métrite puerpérale. — Curettage, écouvillonnage avec un tampon de ouate hydrophile, trempé dans :

Créosote	30 gr.
Glycérine	30 —

Routier.

I. Traitement par la cautérisation par le chlorure de zinc. — L'introduction d'un crayon de pâte au chlorure de zinc est un moyen aveugle d'agir sur l'utérus.

L'orifice interne du col est toujours spasmodiquement resserré, c'est donc sur lui que porte l'action du caustique ; en revanche, il n'agit pas sur la partie voisine des trompes. D'où son double inconvénient, l'atrésie du col, ou une opération incomplète.

L'oblitération de l'orifice interne de l'utérus peut avoir de graves inconvénients : les règles continuent à se produire, les trompes se remplissent de sang et on assiste à la formation d'une hémato-salpingite.

II. Traitement par le curettage. — Le curettage avec la curette tranchante expose aussi à l'inconvénient de l'atrésie du canal cervical.

On doit revenir à la curette mousse de Récamier, et éviter le grattage trop énergique du col, au niveau de l'orifice interne.

Labadie-Lagrave.

Métrite aiguë. — La métrite étant habituellement d'origine infectieuse, soit puerpérale soit blennorragique, elle doit être traitée d'après les mêmes principes qu'on applique en général au traitement des inflammations lymphangitiques.

De même que dans un cas de piqûre au doigt, compliquée de lymphangite et d'adénite axillaire, on ouvre et on agrandit au besoin la plaie et on fait prendre des bains antiseptiques, de même une métrite doit être combattue par la dilatation de l'utérus et la désinfection de sa cavité.

Commencer par aseptiser le vagin au moyen d'injections de sublimé à 0,5 pour 1000, qu'on continue pendant deux ou trois jours.

Puis, dilater l'utérus avec des tiges de laminaire soigneusement aseptisées. L'introduction de chaque tige doit être suivie d'un lavage du vagin et d'un pansement de la cavité vaginale avec de la gaze iodoformée ou du coton hydrophile, imbibé d'une solution de sublimé.

Une fois la cavité de l'utérus suffisamment dilatée, procéder au tamponnement antiseptique intra-utérin. On fait d'abord le lavage de la cavité utérine, puis on y introduit la quantité nécessaire de bandelettes de gaze iodoformée (de 40 centim. de long sur 2 de large) trempées dans une solution de glycérine créosotée au 1/3. Éviter, en pratiquant le tamponnement, d'abaisser le col, car cette traction peut provoquer de nouvelles poussées inflammatoires.

Renouveler le pansement intra-utérin, d'abord tous les jours, puis tous les deux jours et continuer ainsi pendant deux ou trois semaines, pendant lesquelles la malade garde le lit.

Au moyen de ce traitement, on guérit très bien tous les cas de métrite, dans lesquels les végétations et les anfractuosités de la muqueuse utérine ne sont pas trop prononcées.

Métrite chronique. — Dans les métrites chroniques avec villosités, le liquide antiseptique dont est imbibé le tampon intra-utérin ne peut pénétrer dans toutes les anfractuosités ; on n'obtient dans ces cas qu'une amélioration ou une guérison temporaire.

Pour guérir définitivement les métrites de ce genre, on sera obligé de recourir au curettage de l'utérus.

Bonnaire.

Métrite aiguë. — I. RÉGIME. — Mettre le malade au repos absolu.

II. TRAITEMENT GÉNÉRAL. — Assurer l'antisepsie des voies génitales. Dès le début, dérivation intestinale à l'aide d'un purgatif léger : Huile de ricin, 25 grammes.

III. TRAITEMENT LOCAL. — 1° *Glace.* — Glace sur le ventre.

2° *Injections.* — Injections tièdes (38°), avec une solution de sublimé à 3/5000 ou de permanganate de potasse à 1/1000, s'il s'agit d'une infection à gonocoques. L'injection doit être répétée cinq fois par jour, prolongée pendant six à huit minutes, et faite sous très faible pression. Le récipient doit être placé à 50 centimètres au-dessous du niveau du canal vaginal.

3° *Suppositoires.* — Pour calmer la douleur, appliquer des suppositoires rectaux opiacés :

Beurre de cacao....................	3 gr.
Extrait thébaïque..................	10 centigr.

4° *Vésicatoires.* — Au bout de quatre ou cinq jours, si l'application de glace n'a pas calmé les douleurs, si la fièvre persiste et si, par le toucher des culs-de-sac vaginaux, on constate la coexistence d'une paramétrite, appliquer un vésicatoire volant à la région hypogastrique.

5° *Saignées.* — Une fois l'état suraigu passé, pratiquer des saignées utérines au moyen de mouchetures du col.

6° *Antisepsie.* — Appliquer, tous les deux soirs, au contact du col utérin, un tampon de coton hydrophile aseptique, imbibé de la mixture suivante :

Glycérine pure	200 gr.
Ichtyol	20 —
Iodoforme	20 —

MÉTRORRAGIES.

Tillaux.

Introduire le spéculum.

Faire un lavage avec la liqueur de Van Swieten.

Imbiber un tampon de ouate hydrophile d'une solution de perchlorure de fer à 33 pour 100. Appliquer exactement sur le col ce tampon, bien exprimé, de façon à obstruer l'orifice, le maintenir en place avec deux ou trois autres tampons plus volumineux et secs.

Retirer le spéculum, en repoussant au fur et à mesure les tampons. Laisser les tampons en place deux ou trois jours.

Maintenir les jambes fléchies sur un coussin.

Si ce traitement échoue, dilater le col, racler la muqueuse, la toucher avec un pinceau imbibé d'une solution de chlorure de zinc à 5 pour 100.

Bucquoy.

Injections hypodermiques avec :

Extrait d'ergot de Bonjean	2 gr.
Glycérine	30 —

Dujardin-Beaumetz.

Prescrire l'*Hydrastis canadensis*, dont l'action vasculaire est démontrée physiologiquement. L'administrer sous la forme de pilules, de teinture, de sirop et d'élixir.

1° *Pilules d'Hydrastis.* — Les préparer, en réduisant par évaporation 20 grammes d'extrait fluide à 6 grammes d'extrait sec. Elles se formulent ainsi :

Extrait sec d'*Hydrastis canadensis*..	3 gr.
— de seigle ergoté..........	1 — 50
Fer réduit par l'hydrogène........	1 — 50

Pour soixante pilules — Administrer deux à cinq pilules, toutes les vingt-quatre heures.

2° *Teinture d'Hydrastis.* — La prescrire dans l'eau, à raison de XX à XL gouttes par jour.

3° *Sirop d'Hydrastis.* — Préparer un sirop contenant 100 parties d'extrait fluide pour 1000 parties de sucre. Deux à trois cuillerées à soupe par jour.

4° *Élixir d'Hydrastis.* — Mélange destiné à masquer la saveur de la teinture d'*Hydrastis* :

Teinture d'*Hydrastis*...............	10 gr.
Élixir de Garus....................	100 —

Chaque cuillerée contient 1 gramme d'*Hydrastis*; en prescrire 1 à 2 grammes quotidiennement.

On peut aussi faire des *injections hypodermiques* avec :

Extrait d'ergot d'Yvon	1 gr. 20
Eau	8 — 80

1 gramme représente 0 gr. 12 de l'extrait d'Yvon.

Huchard.

Prescrire :

Ergotine......................	4 gr.
Sulfate de quinine.............	4 —
Extrait de jusquiame	0 — 10
Poudre de digitale............	0 — 40

Faire quarante pilules. — Prendre cinq à dix pilules par jour.

Terrillon.

Repos dans la position horizontale, le bassin légèrement élevé, le tronc un peu en contre-bas.

Si l'hémorragie persiste, beaucoup de traitements peuvent être employés : moyens directs et utérins, moyens intra-vaginaux, moyens extra-vaginaux, moyens médicaux.

I. Moyens utérins. — Le plus employé est l'eau chaude, qui a une action hémostatique certaine.

Lorsque l'utérus est dilaté, par exemple après l'accouchement, porter directement le liquide chaud sur la muqueuse utérine, au moyen de la sonde intra-utérine de Budin. L'hémostase est rapide et facile.

II. Moyens intra-vaginaux. — 1° *Injections.* — Le plus souvent, on ne peut faire qu'une injection vaginale. Les instruments doivent être d'une propreté rigoureuse; proscrire les canules en gomme, qui sont une source de contamination; ne se servir que de celles en verre ou en caoutchouc rouge, que l'on peut faire bouillir. L'eau doit elle-même avoir été bouillie; la laisser descendre à la température de 50°.

Placer la malade dans le décubitus dorsal, le siège soulevé par un bassin, injecter d'abord une faible quantité de liquide, qui n'est guère, après avoir passé à travers le tube, qu'à 45°. Cette eau séjourne facilement dans le vagin, et dès qu'il est rempli, arrêter l'écoulement en pinçant le tube. La malade souffre un peu de la température élevée de l'eau, mais celle-ci se refroidit rapidement; alors recommencer une seconde introduction de liquide. Procéder lentement, de façon qu'un litre de liquide suffise pour une irrigation de quinze à vingt minutes.

L'eau peut renfermer un antiseptique léger, mais

cela n'est nécessaire que si la malade est infectée. Ne pas se servir de liquides hémostatiques.

2° *Tamponnement*. — Si l'injection chaude échoue, pratiquer le tamponnement. D'abord laver le vagin à l'eau phéniquée ou au bichlorure ; puis employer des tampons de ouate hydrophile aseptique ou mieux encore des tampons de gaze iodoformée, montés en queue de cerf-volant.

Le spéculum permet d'opérer méthodiquement.

III. Moyens extra-vaginaux. — Applications de glace sur le ventre ou la vulve, sinapismes, ligatures à la racine des membres; ces moyens donnent rarement de bons résultats.

IV. Moyens médicaux. — Opiacés (piqûres de morphine, lavements laudanisés), qui paralysent le muscle utérin, arrêtent les contractions utérines.

Le seigle ergoté agit d'une manière opposée.

Agir suivant l'indication.

Souvent on ne sait qu'après expérience à quel médicament on doit avoir recours.

V. Traitement général. — Conseiller le séjour au grand air, les douches, les eaux salées (Salies-de-Béarn, Salins du Jura).

Le *bain de soleil* est souvent utile. La malade s'étend sur une chaise longue, placée en plein midi, revêtue d'une robe noire et la tête protégée par un parasol; la température monte à 38°, 38°,5 et il se produit une sudation abondante. Bientôt les pertes diminuent ou cessent et la nutrition s'améliore.

Éviter, en prescrivant inconsidérément du vin de quinquina, d'irriter l'estomac des malades.

Dolèris.

Les métrorragies sans fibromes reconnaissent trois ordres de causes : *lésions matérielles de la muqueuse utérine, troubles congestifs, lésions ovariques.*

Métrorragies tenant à des lésions matérielles de la muqueuse utérine. — Ces lésions sont plus ou moins faciles à constater; endométrite plus ou moins ancienne, polypes muqueux, villeux, ulcérations du col, symptomatiques de la métrite.

Il faut agir sur la muqueuse utérine.

Beaucoup de traitements ont été tour à tour vantés et abandonnés, c'est en un mot le traitement de l'endométrite hémorragique (1). Le perchlorure de fer, l'acide phénique pur, l'acide nitrique anhydre, le nitrate d'argent, le chlorure de zinc à 50 pour 100, la pâte de Canquoin, telles ont été les substances conseillées et employées parfois avec succès.

Cependant, il est des cas où tous ces remèdes sont inutiles.

Voici comment il faut procéder :

Anesthésier, nettoyer largement, pratiquer la dilatation rapide de l'utérus, puis, faire un vigoureux grattage de la muqueuse.

L'hémorragie s'arrête et ne reparaît plus.

Métrorragie tenant à des troubles congestifs. — Ces troubles dépendent d'une perturbation névro-vasculaire, chez les névropathes anémiques; c'est l'engorgement utérin de Récamier.

Prescrire les toniques généraux, l'hydrothérapie, et surtout appliquer l'électricité.

Métrorragie liée à des lésions ovariques. — Il faut apporter une extrême réserve avant de se déterminer à enlever les ovaires. Il ne faut opérer que si l'on a trouvé une tuméfaction ovarique à marche progressivement croissante. Cette réserve doit être d'autant plus grande que la femme sera plus jeune.

(1) Voyez *Endométrite*, p. 63.

MIGRAINE MENSTRUELLE.

Jules Chéron.

La migraine est une manifestation diathésique, qui vient souvent compliquer de la façon la plus douloureuse les affections utérines.

Dans quelques circonstances, la migraine ne survient qu'au moment des règles et ce sont toujours des diathésiques, jeunes filles ou jeunes femmes, qui souffrent de cette affection.

L'analogie des symptômes subjectifs et objectifs révèle l'existence d'une dysménorrhée, d'une névralgie lombo-abdominale ou d'une lésion de structure.

En dehors des indications qui ont trait à l'état local, à l'irritation spinale lombaire dans sa manifestation névralgique, et à la diathèse, il faut traiter directement la migraine.

Pendant tout l'intervalle de temps qui sépare les périodes menstruelles, prescrire l'emploi quotidien des paquets suivants :

Poudre de guarana...............	3 gr.
Bicarbonate de soude.............	0 — 50

En un paquet, que l'on prendra dans un demi-verre d'eau.

La poudre de guarana doit être préparée, avec la râpe, au moment même où l'on veut s'en servir.

Le moment qui convient le mieux est celui qui précède le repas.

Le traitement de l'accès, en général illusoire, l'est encore par ce moyen-là, au début du traitement ; mais plus tard, lorsqu'on avance vers la guérison, l'accès est facilement enrayé.

NÉOPLASMES DE L'APPAREIL GÉNITAL DE LA FEMME.

Doléris.

Autrefois on se bornait surtout à l'expectative dans le traitement des néoplasmes des organes génitaux de la femme. Ce n'était qu'en cas de nécessité absolue qu'on se décidait à une intervention chirurgicale. C'était par l'hygiène, la balnéation thermale sulfurée et chlorurée sodique, que l'on traitait les malades et l'on a obtenu ainsi un certain nombre de guérisons presque inespérées.

Aujourd'hui, c'est à la chirurgie active que l'on s'adresse pour ce traitement. Il comporte : 1° le traitement utérin; 2° l'ablation radicale des annexes malades à la suite des métrites; 3° la castration utérine pour les formes graves, entre autres quand il y a des fistules intarissables.

A la condition de suivre une méthode lente et graduellement progressive, et de proportionner l'importance de l'intervention à la gravité de la lésion, ces trois modes d'action, si l'on en fait un choix judicieux, répondent à la plupart des indications de la pratique. Ce qu'il faut surtout éviter dans la considération de l'importance et de l'urgence de l'intervention, c'est la douleur.

La douleur est un élément fallacieux, qui peut être très inquiétant et qui peut donner à penser à une lésion grave, alors qu'elle est minime, et inversement. Il faut savoir, en effet, que la femme, surtout pour la région utérine, est extrêmement sensible, que son réflexe est excessif. La douleur peut donc ne pas répondre de tout au degré de la lésion. Cela est si vrai qu'il arrive souvent qu'après les opérations réputées les plus radicales, la douleur qui existait dans le bassin ou dans un autre viscère persiste ou se transforme en spasmes convulsifs.

Une autre raison qui plaide en faveur du traitement médical, comme devant précéder le traitement chirurgical, c'est que beaucoup de malades, en effet, qui ont été condamnées à une opération radicale, et qui ont refusé de la subir, sont devenues enceintes.

Il faut donc diminuer les opérations radicales multiples et se contenter, dans la généralité des cas, du curettage utérin, réservant les opérations graves pour les cas les plus compliqués.

NEURASTHÉNIE UTÉRO-GASTRIQUE.

Jules Chéron.

Neurasthénie utéro-gastrique par relâchement des ligaments larges. — Le traitement rationnel de cette nouvelle maladie est celui de la neurasthénie(1), auquel on adjoint : 1° les transfusions hypodermiques de sérum artificiel ; 2° pour l'estomac, les amers simples longtemps continués ; 3° pour l'utérus, le massage local et les intermittences rythmées du courant continu.

NÉVRALGIES PELVIENNES.

Terrillon.

Névralgies ovariennes. — Certaines femmes sont accablées par des douleurs souvent rebelles qui siègent dans la région des ovaires.

(1) Voyez Lefert, *La pratique des Maladies du Système Nerveux*, article *Neurasthénie*.

Lorsque la névralgie paraît être la cause ou le point de départ de phénomènes généraux, dans certains cas rebelles, on peut tenter l'ablation des ovaires et des trompes.

Quand les douleurs ovariennes accompagnent les pertes sanguines abondantes et utérines, il y a là une double indication qu'on ne doit pas négliger.

On connaît des résultats certains et durables.

Jules Chéron.

Grandes névralgies pelviennes. — A la fureur opératoire actuelle, opposer le traitement médical, fréquemment suivi de résultats curatifs, complets et rapides.

I. Traitement général. — Il faut proscrire la morphine, car il s'agit de malades qui deviendraient presque à coup sûr morphinomanes, ce qui ne ferait qu'aggraver la situation.

Presque toujours l'*arthritisme* est plus ou moins en cause : les frictions sèches, les bains stimulants ou révulsifs, les liniments antinévralgiques, les salicylates trouvent ainsi leur indication.

Si c'est l'*hystérie* qui domine, le traitement moral, l'hydrothérapie, les valérianates, les pilules de Méglin, l'électricité statique, etc., seront à utiliser.

Si l'on a affaire à une *neurasthénique*, le régime alimentaire, le règlement de vie (au point de vue du repos et de l'exercice gradué), le massage général, l'électrisation, les transfusions hypodermiques, constituent le point capital.

II. Traitement local. — En cas d'adhérences pelviennes, le massage est un admirable moyen.

Il faut y ajouter les injections chaudes, les pansements décongestionnants.

Mais si on ne trouve aucune lésion locale, la logique veut qu'on laisse tranquilles les malades, loin de songer à les châtrer.

Letulle.

Névralgies utérines. — Injections vaginales avec :

Antipyrine	5 gr.
Acide borique	10 —

Pour un paquet.

Doléris.

Névralgies utérines. — Les centres de la sensibilité tactile, aussi bien que ceux de la sensibilité réflexe de l'utérus, siègent au fond du vagin, autour du col et de l'isthme utérin. Là sont des plexus denses, qui, d'une part, pénètrent le tissu utérin, et qui, d'autre part, sont reliés étroitement par mille filets délicats à tout l'appareil d'innervation du bassin.

C'est en cette région que se localise la douleur parfois excessive de la période de dilatation de l'accouchement. C'est là que la dilatation artificielle doit produire un effet favorable. La distension forcée du col dans ces conditions, et lorsqu'elle est portée assez loin, paraît devoir jouer exactement le rôle de l'élongation des nerfs contre les névralgies. La violence produite, c'est d'abord la distension des faisceaux musculaires contracturés, leur dissociation : c'est ensuite l'élongation et le tiraillement des plexus nerveux suivis de leur paralysie sensitive.

OOPHORO-SALPINGITES.

Terrier.

Oophoro-salpingites suppurées. — Ce n'est que si elles sont adhérentes au bassin qu'il faut pratiquer l'*hystérectomie*.

Ces cas sont du reste exceptionnels.

Cette intervention, qui consiste à enlever l'utérus et à ouvrir des poches, est une opération d'exception.

OPÉRATION D'ALQUIÉ-ALEXANDER.

Chaput.

L'*opération d'Alquié-Alexander* est passible de nombreuses objections.

Le raccourcissement des ligaments est parfois difficile, ou impossible (faiblesse des ligaments), et souvent impuissant.

Souvent, même par des manœuvres intra-utérines, on ne peut pas redresser un utérus rétrofléchi; aussi, quand on raccourcit les ligaments ronds d'un utérus non redressé, on augmente la déviation au lieu de la supprimer.

Les malades peuvent n'être pas soulagées, parce que les ligaments ont quitté la paroi ou même se sont allongés, ou bien encore la douleur persiste, malgré le redressement, parce que les annexes sont malades.

OPÉRATIONS CONSERVATRICES DE L'OVAIRE.

Pozzi.

Les *résections partielles de l'ovaire* sont indiquée quand il persiste une certaine quantité de tissu ovarien normal et surtout quand le calibre de la trompe est conservé.

Éliminer du nombre des opérations conservatrices par lésions des annexes, la *résection partielle de la trompe* (*salpingostomie*) ou *rétablissement d'un pavillon artificiel*, l'ovaire seul étant justiciable des opérations conservatrices.

Ces opérations permettent souvent la fécondation.

Dans quels cas ces opérations sont-elles indiquées? Toutes les fois que la trompe est saine et l'ovaire altéré, il faut essayer de conserver une partie de l'ovaire : dans les cas de kystes dermoïdes ou du corps jaune, dans la dégénérescence micro-kystique (1).

Fixer la trompe à l'ovaire, quand on a été obligé de rompre des adhérences entre les deux organes et que la trompe est trop flottante.

Fermer la plaie ovarienne par une suture au catgut.

Recommander aussi la destruction des petits kystes avec le thermo-cautère.

OVARIOTOMIE.

Pozzi.

L'opération comprend plusieurs temps qui sont :

(1) Voyez plus haut, p. 131, *Kystes de l'ovaire*.

Premier temps. — L'ouverture de l'abdomen par une incision faite sur la ligne blanche au-dessous de l'ombilic, dans une étendue variable suivant les cas, et pouvant aller du pubis jusqu'auprès de l'appendice xiphoïde;

Deuxième temps. — La ponction et l'évacuation du kyste avec un gros trocart aspirateur;

Troisième temps. — L'énucléation et l'extraction de toute la masse kystique après détachement et section des adhérences;

Quatrième temps. — Le traitement du pédicule. Jusqu'en 1878, celui-ci était fixé dans l'angle inférieur de la plaie, soit avec un serre-nœud ou un clamp placé au-dessus de deux grosses tiges métalliques rigides, droites et disposées en croix. Là, ce moignon suppurait, était éliminé par sphacèle et contractait avec la cicatrice de la paroi une adhérence solide (méthode extra-péritonéale).

Depuis la découverte des ligatures en substances résorbables et antiseptiques (catgut, soie, etc.), le pédicule est solidement étreint dans une ou plusieurs ligatures suivant son volume et rentré dans l'abdomen (méthode intra-péritonéale).

Cinquième temps. — La toilette du péritoine. Cette toilette qui se fait à l'aide d'éponges aseptiques et mieux avec des compresses de mousseline stérilisées, n'est nécessaire que si des liquides kystiques ou du sang se sont épanchés dans la cavité péritonéale; elle est aussi heureusement réalisée par de grands lavages à l'eau filtrée et bouillie.

Sixième temps. — La suture de la plaie abdominale. En général aujourd'hui, on pratique une ligne de sutures profondes comprenant le péritoine et les muscles, et une ligne de sutures superficielles n'intéressant que la peau et le tissu cellulaire sous-cutané.

Un pansement antiseptique et compressif est ensuite appliqué sur l'abdomen.

Terrillon.

1° Stérilisation exacte et absolue de tous les instruments par l'emploi de la chaleur et surtout par le séjour prolongé pendant dix minutes dans l'eau bouillante. Cette méthode, substituée au simple séjour des instruments dans l'eau phéniquée forte, semble donner une plus grande sécurité.

Quel que soit le degré de chaleur auquel on soumettra les instruments, le principe reste toujours le même, une température très élevée n'est pas absolument nécessaire ; en effet, l'expérience a prouvé que, dans la pratique ordinaire, la température de 100° est largement suffisante.

La propreté apparente des instruments doit être, au préalable, aussi parfaite que possible.

2° Pratiquer le nettoyage exact et certain des doigts du chirurgien et de ceux de ses aides : usage de brosses avec rebords en crins, permettant d'agir directement sous la matrice de l'ongle ; usage de l'alcool et du permanganate de potasse ; en un mot, emploi successif de tous les moyens capables d'enlever ou de détruire les sublances nuisibles existant dans les anfractuosités de la peau ou sous les ongles.

3° Enfin précaution aussi importante, porter à l'ébullition les soies servant pour les ligatures.

4° Pratiquer presque seul les opérations, se servir soi-même et exclusivement de tous les instruments. Un seul aide, maniant les éponges et empêchant la sortie des intestins, n'intervient dans l'opération qu'accessoirement.

5° Faire le lavage de la cavité péritonéale avec nue grande quantité d'eau filtrée et bouillie.

Cette méthode, après les opérations difficiles, qui ont provoqué des désordres étendus de la séreuse ou son contact avec des substances plus ou moins altérées, est seule capable de permettre le nettoyage complet du péritoine et de la partie déclive du bassin, lorsque ces parties contiennent du sang ou des matières venant des kystes rompus. Elle n'a jamais causé le moindre accident; elle a toujours donné d'excellents résultats et elle a procuré plusieurs succès dans des cas très compliqués, en diminuant surtout les causes de septicémie.

Non seulement l'expérience des faits démontre l'importance de ce nettoyage, mais le raisonnement le plus simple indique qu'on ne doit abandonner dans le péritoine qu'une quantité aussi minime que possible de matière susceptible de fermentation.

OVARITE.

Ferrand.

Ovarite congestive au premier degré. — I. RÉGIME. — Repos dans la position horizontale.

II. TRAITEMENT. — Cataplasmes et fomentations émollientes sur l'hypogastre.

Injections tièdes et lavements émollients tièdes.

Ovarite confirmée. — I. TRAITEMENT EXTERNE. — Lavements laudanisés ou belladonés.

Injections avec les décoctions de morelle, de jusquiame, de têtes de pavot.

Onctions avec des pommades à base d'extraits narcotiques; embrocations avec les huiles et les liniments calmants.

Les révulsifs cutanés (teinture d'iode, vésicatoires volants) sont souvent efficaces; enfin faire une légère révulsion sur l'intestin, à l'aide de purgatifs doux.

Appliquer les sangsues à l'hypogastre, sur les fosses iliaques, aux aines, aux grandes lèvres, au périnée.

II. Traitement interne. — A l'intérieur, prescrire l'opium à doses fractionnées, s'il existe une vive douleur; calomel à doses altérantes et même purgatives.

Ovarite chronique. — Employer les mêmes moyens, moins les émissions sanguines.

Dans les paroxysmes douloureux, recourir surtout aux calmants révulsifs et aux altérants.

Conseiller les bains de mer et même l'hydrothérapie marine; ils agissent à la fois sur la lésion locale et sur la constitution des malades.

PANSEMENT INTRA-UTÉRIN.

Dujardin-Beaumetz.

Prescrire :

Naphtol.	2 à 4 gr.
Vaseline.	30 —

Budin.

Prescrire :

Créosote pure de hêtre.	15 gr.
Glycérine	50 —

Faire des injections avec la solution suivante :

Naphtol.	8 gr.
Alcool à 90°	300 —

Deux cuillerées à soupe dans 5 litres d'eau à 40 ou 45°.

Doléris.

Prescrire :

N° 1. Créosote pure de hêtre..... 20 gr.
Glycérine.............. 60 —

N° 2. Créosote pure de hêtre....... 10 gr.
Glycérine................ 100 —

La créosote agit en désagrégeant les tissus; elle les amène à la déliquescence; elle ne détermine pas d'escarre se détachant à la longue. D'ailleurs, employée au 1/3 ou au 1/5, elle ne détruit que les couches superficielles de la muqueuse; au 1/10, elle est encore moins caustique.

PELVI-PÉRITONITE.

Reclus.

Pelvi-péritonites anciennes. — Il n'y a qu'une seule opération : l'*hystérectomie vaginale.*

Pelvi-péritonites récentes. — Lorsqu'il n'est pas démontré que les annexes des deux côtés ont perdu leurs fonctions, recourir, si du moins une intervention chirurgicale est nécessaire, à la *laparotomie*, qui seule permet d'établir, sur un diagnostic indiscutable, les indications précises de l'extirpation.

PÉRIMÉTRITE.

Jules Chéron.

Faire des frictions sur les lombes avec :

Chloroforme	10 gr.
Ether	15 —
Alcool camphré	90 —

et sur l'abdomen avec :

Extrait de digitale	4 gr.
Alcool	Q. S.
Axonge	40 —

Appliquer sur le col un tampon de ouate imbibée de :

Extrait de digitale	1 gr.
Glycérolé d'amidon	30 —

Faire disparaître les exsudats périmétritiques à l'aide d'injections de sérum artificiel ainsi composé :

Acide phénique neigeux	1 gr.
Chlorure de sodium	2 —
Phosphate de soude	4 —
Sulfate de soude	8 —
Eau distillée	100 —

Ces injections sont faites à la dose de 5, 20, 40 e même 100 grammes dans les cas rebelles.

Elles agissent en élevant la tension artérielle constamment abaissée chez les malades, en faisant disparaître l'anémie symptomatique, en réveillant la vitalité.

Peut-être l'acide phénique, qui entre à dose relativement élevée dans la composition de ce sérum, serait-il pour beaucoup dans ces résultats.

Cependant les solutions complexes de sels de soude, à dose égale, donnent de meilleurs résultats que les solutions simplement phéniquées ou chlorurées sodiques.

PÉRINÉORRAPHIE.

Verneuil.

Faire la réunion immédiate secondaire, même dans les cas anciens.

Tillaux.

Lorsque le périnée vient d'être déchiré, il faut le restaurer au plus tôt dès que l'accouchement est terminé.

Si la suture n'a pas été faite aussitôt après ou si elle n'a pas réussi, à quel moment le chirurgien doit-il intervenir? Il est difficile de fixer une époque précise, mais il importe de savoir qu'il faut attendre un certain temps et ne pas céder à l'impatience bien légitime de certaines femmes

I. Soins préliminaires. — La malade doit se trouver à une époque éloignée de ses règles; elle doit être purgée la veille ; il faut pratiquer pendant quelques jours des lavages avec la liqueur de Van Swieten.

II. Précautions pendant l'opération. — S'il existait du catarrhe utérin, il serait bon de mettre un tampon dans le vagin pendant l'opération, afin d'empêcher les liquides d'arriver au contact de la plaie d'avivement avant l'application des sutures.

III. Soins consécutifs. — Bien laver les parties avec le sublimé, appliquer sur le périnée de la gaze iodoformée, un tampon de ouate hydrophile et un bandage en T.

Ensuite lier ensemble les membres inférieurs avec une serviette, afin d'éviter les mouvements involontaires, qui pourraient se produire pendant que la malade s'éveille du sommeil anesthésique ou bien pendant que la femme dort.

Faut-il mettre une sonde à demeure dans la vessie? Il est évident qu'il y a un grand intérêt à ce que l'urine ne vienne pas au contact de la plaie, mais est-on bien certain d'éviter ainsi cet accident? Il y a chance pour qu'il passe de l'urine entre la sonde et le canal; de plus, le séjour de la sonde détermine toujours un peu d'urétrite et gêne beaucoup la femme. Donc, pas de sonde à demeure.

Il est préférable de sonder l'opérée trois ou quatre fois dans les vingt-quatre heures ou de la laisser uriner seule si elle le peut, en prenant la précaution de laver soigneusement les parties, après chaque miction, avec la liqueur de Van Swieten.

Il sera également très bon, pendant les premiers temps, d'administrer, chaque jour, une potion avec 4 grammes de borate de soude.

Péan.

Vagino-fixation. — Ce procédé consiste, après écartement des parois vaginales aussi complet que possible, à passer avec une aiguille courbe des points de suture, qui, partant des parties latérales du vagin, s'enfoncent dans le tissu cellulaire voisin, puis ressortent dans le vagin. Ces sutures serrées fixent la paroi vaginale au tissu cellulaire voisin, de même que pour un meuble les coutures réunissent l'étoffe superficielle aux parties sous-jacentes, alors qu'on *capitonne* le meuble.

Pozzi.

Il y a plus d'inconvénients que d'avantages à ne pas attendre que les parties soient décongestionnées.

Il est préférable que la femme soit mieux en état de supporter une opération.

Doléris.

Colpopérinéorraphie. — Ce procédé est une modification du procédé de Lawson-Tait, et il en diffère par la résection d'une partie de la paroi vaginale postérieure.

Pratiquer une incision périnéale, comme pour la périnéorraphie de Lawson-Tait. L'avivement terminé, on soulève le lambeau supérieur à l'aide d'un crochet ou d'une pince et on applique des sutures en commençant par la partie inférieure de la plaie périnéale; la partie la plus profonde des sutures doit fixer la paroi vaginale postérieure, de manière à ce que la surface de réunion soit composée par l'accolement de deux surfaces latérales du périnée et par le fond de la surface d'avivement au niveau de la paroi vaginale.

Alors que la plaie vaginale est comblée, il reste un lambeau de la paroi vaginale postérieure qui dépasse.

Ce lambeau est réséqué à l'aide des ciseaux, au ras de la surface périnéale.

Au moyen de sutures transversales, on achève la réunion de la surface avivée, et de la sorte le périnée se trouve complètement restauré.

PESSAIRES.

Bouilly.

Les pessaires sont utiles et ne sont pas dangereux.

I. Instruments. — Il ne s'agit plus, ajourd'hui, de ces énormes pessaires employés autrefois, des hystérophores, des redresseurs intra-utérins; mais bien d'instruments malléables ou non, faits sur mesure et s'adaptant bien, ceux de Hodge et de Smith.

Ils sont utiles, car dans les *rétro-déviations* simples, mobiles, il y a danger à ne pas maintenir l'utérus en place. Or, entre ne rien faire d'un côté, ou pratiquer un Alexander, opération qui souvent ne donne pas de résultats, il y a un traitement à instituer, c'est celui de l'application d'un pessaire.

II. Technique. — Pour appliquer le pessaire, commencer par bien faire la réduction, soit par la position génu-pectorale, soit par la méthode de Schultze.

III. Résultats. — Dans ces conditions, un instrument de bonne dimension, bien appliqué, rétablit le cul-de-sac de Douglas, le paquet intestinal reprend son droit de domicile et en ayant soin d'appeler l'attention de la malade sur la nécessité de ne pas laisser emplir sa vessie, d'éviter les secousses, on peut obtenir le maintien de l'utérus en huit ou neuf mois de traitement.

Le danger est nul, quand le pessaire est bien appliqué et on ne peut avoir d'accidents que dans les cas où l'instrument est trop grand, mal choisi et appliqué sur un utérus imparfaitement réduit.

IV. Contre-indications. — Les adhérences postérieures sont une contre-indication.

Pozzi.

Les pessaires redressent l'utérus et font cesser cet état d'impotence, de faiblesse, de mauvaise nutrition, dans lequel se trouvent les malades.

Schwartz.

I. Instruments. — Les pessaires sont des appareils

destinés à maintenir le redressement d'une déviation utérine ou à soutenir l'utérus prolabé.

Les uns sont *vaginaux*, et n'intéressent que le vagin.

Les autres sont *vagino-utérins* et intéressent à la fois le vagin et la cavité utérine.

Les pessaires *intra-utérins* à tiges sont très dangereux, car ils peuvent provoquer de graves accidents.

Les meilleurs sont ceux en métal, faciles à maintenir aseptiques.

II. TECHNIQUE. — Avant de placer un pessaire, on désinfectera la région vaginale.

Une fois le pessaire en place, la malade fera des lavages quotidiens du vagin avec une solution boriquée ou phéniquée au 1/100.

PHLEGMON DES LIGAMENTS LARGES.

Tillaux.

Introduire une sonde dans la vessie, pour servir de point de repère.

Pratiquer sur la ligne médiane de la paroi abdominale une incision de 8 à 10 centimètres se terminant en bas au bord supérieur de la symphyse.

Quand on est parvenu derrière la symphyse, la contourner avec un trocart courbe passant en avant de la vessie. Placer alors un tube à drainage.

La guérison est rapide.

POLYPES DE L'UTÉRUS.

Tillaux.

Polypes muqueux. — Faire l'ablation par torsion ou avec l'écraseur ou avec l'anse galvanique.

Mais enlever un polype une fois reconnu ne constitue pas un traitement complet. La récidive sera fatale. Certaines matrices sont des usines à polypes.

Polypes fibreux. — Si le polype est bien pédiculé, après lavage antiseptique du vagin, saisir la partie la plus saillante avec une pince de Museux à arrêt et, par une traction douce et continue, abaisser le polype le plus possible.

Enlever le polype avec l'écraseur.

Faire ensuite un lavage au sublimé et introduire dans le vagin des tampons de gaze iodoformée.

Repos au lit pendant huit jours.

Si le polype est contenu dans la cavité utérine et qu'on ne puisse porter sur son pédicule aucun instrument, enlever avec le bistouri ou les ciseaux de larges tranches de la tumeur, en commençant par le centre. Réduire peu à peu le polype, jusqu'à ce que le pédicule devienne accessible.

Doléris.

Polypes muqueux. — Le traitement du polype est incomplet quand on se contente de l'enlever, soit en le saisissant et en l'arrachant à l'aide d'une pince, soit en coupant son pédicule avec des ciseaux, avec l'anse galvano-caustique ou l'écraseur linéaire.

La récidive sera fatale, tant qu'on n'aura pas modifié la muqueuse utérine, c'est-à-dire tant que le traitement ne sera pas dirigé contre la cause qui l'a créée.

Dans ce cas, il faut enlever le ou les polypes muqueux et racler l'utérus. D'ailleurs l'opération de Récamier, faite avec plus de mesure et de ménagements, dans des conditions mieux déterminées, avec les précautions antiseptiques voulues, est sans danger et mérite une place définitive dans la chirurgie utérine. En effet, elle guérit radicalement une affection, qui n'a, par elle-même, aucune tendance à disparaître, qui entraîne quelquefois toutes les conséquences de l'anémie par la répétition des hémorragies, qui est une cause d'infécondité et d'avortements très graves et qui, par sa durée, peut occasionner non seulement des désordres fonctionnels, mais encore déterminer du côté des annexes des lésions mortelles heureusement exceptionnelles.

PROLAPSUS UTÉRIN.

Le Dentu.

L'*hystérectomie vaginale* seule est la plupart du temps insuffisante à procurer une guérison durable.

Il en est de même de l'*amputation supra-vaginale.*

Si l'hystérectomie peut parfois être justifiée chez les les jeunes femmes atteintes de lésions annexielles, elle est loin d'être inoffensive chez les femmes âgées. Elle peut être suivie de succès, quand on lui associe des interventions sur le vagin, mais on peut se demander si elle est toujours nécessaire.

Félix Terrier.

1° Le prolapsus utérin simple ou compliqué est justiciable de l'opération dite : *ventro-fixation, hystérorraphie, hystéropexie.*

2° Cette opération peut être faite de diverses manières, soit en fixant à la paroi abdominale les cornes utérines (Olshausen); soit en fixant toujours à la paroi le pédicule d'un ovaire enlevé (John Phillips); soit enfin en suturant la paroi antérieure de l'utérus aux lèvres de la section abdominale faite par la laparotomie (F. Terrier).

3° Notre manière de faire, qui se rapproche beaucoup de celles que Lawson-Tait, Henning, Czerny et surtout Léopold ont utilisées pour remédier à la rétroversion de l'utérus, en diffère cependant par certains points, à savoir : les sutures comprenant toute la paroi antérieure de l'utérus, depuis l'isthme jusqu'au fond; l'emploi du catgut, au lieu de fil de soie; enfin l'inclusion de la suture dans la plaie abdominale médiane, celle-ci étant fermée au-dessus de chacune des anses du catgut.

4° Le résultat immédiat est excellent, en ce sens que l'utérus est parfaitement fixé à la paroi abdominale et que le prolapsus disparaît.

Richelot.

Le traitement opératoire répond à deux indications : soutenir l'utérus par en bas, à l'aide d'opérations plastiques sur le vagin; l'accrocher par en haut, à l'aide d'opérations sus-pubiennes.

Les procédés de *colpo-périnéorraphie* sont nombreux. Le meilleur est celui d'Hégar. Il consiste à faire une surface d'avivement triangulaire sur la paroi postérieure; on rapproche ensuite par des fils les deux lèvres de l'incision, et il s'ensuit que les parois latérales sont attirées vers la ligne médiane et que le vagin est notablement rétréci dans une bonne hauteur.

L'avivement terminé, il reste à faire la suture. Voilà encore un point sur lequel les sous-procédés abondent, quant à la nature des fils et à la manière de les disposer; mais ils n'ont pas grande importance. Le plus simple est de se borner à échelonner de haut en bas une série de points séparés en crins de Florence; il n'est même pas indispensable d'avoir une régularité mathématique, le tout est de rétrécir suffisamment le vagin. Laisser ordinairement les fils jusque vers le cinquième jour. Le crin de Florence coupe très lentement les tissus; on peut même oublier quelques fils sans inconvénient. Si l'opération et les pansements sont proprement faits, la réunion est très facile.

Mais il peut arriver une récidive après l'anaplastie la mieux faite. Il y a des femmes prédisposées ; il y en a dont la puissance de relâchement est, pour ainsi dire, indéfinie.

En cas de récidive, ou quand on la craint, on a comme ressource l'Alexander ou mieux l'*hystéropexie abdominale*. Seulement ces deux opérations, même bien réussies, peuvent laisser se reproduire la chute des parois vaginales, l'utérus restant accroché. Il faut donc, l'anaplastie vaginale étant toujours la base du traitement, considérer les opérations sus-pubiennes comme des auxiliaires.

L'*hystérectomie vaginale*, appliquée à certains prolapsus, est très facile et très bénigne. Mais si elle est utile en supprimant le poids de l'utérus, elle n'empêche pas les parois vaginales de retomber. Il faut donc la considérer comme une opération préliminaire, et s'attendre à faire ultérieurement, soit un cloisonnement vaginal par le procédé de Léon Le Fort, soit une colporraphie.

L'*hystérectomie vaginale* ne peut être regardée que comme une ressource ultime dans les prolapsus rebelles, soit d'emblée quand il y a un relâchement tel des tissus qu'on doute des résultats anaplastiques, soit secondairement à un échec de ces mêmes procédés.

Être très réservé et n'attribuer à l'hystérectomie vaginale qu'une valeur très modérée dans le traitement du prolapsus. L'admettre cependant chez les femmes d'un certain âge, alors que l'utérus ne constitue plus qu'un meuble inutile.

L'idée de vouloir accrocher les parois du vagin, la *vagino-fixation* de Péan, est encore plus illusoire.

La *colporraphie* constitue l'opération de choix dans la majorité des cas.

En résumé :

1° En cas de prolapsus, s'il y a des fibromes, des lésions des annexes, recourir à l'*hystérectomie* ;

2° Si l'utérus est petit, sans complication, faire une *colporraphie ;*

3° Si l'utérus est gros, s'il y a hypertrophie considérable du col, faire une *amputation sus-vaginale* et une *colporraphie* ;

4° S'il y a relâchement excessif des tissus ou insuccès d'une colporraphie, penser aux moyens auxiliaires de l'*anaplastie*, qui reste toujours l'opération fondamentale, et faire simultanément soit l'*Alexander*, soit mieux l'*hystéropexie*.

Ne pas proscrire l'hystérectomie, mais ne pas oublier que c'est le vagin qui se déroule et non l'utérus qui pousse. Qu'on enlève un utérus très volumineux et gênant, soit, mais il faut savoir qu'en agissant ainsi, on ne fait rien de plus radical qu'en faisant autre chose. Quand on enlève l'utérus, il est raisonnable de lui associer immédiatement la colporraphie à laquelle en somme on arrive toujours.

Terrillon.

I. **Traitement médical.** — Les *pessaires* qui peuvent rendre des services dans quelques cas, alors que la lésion est encore au début, deviennent insuffisants dans les prolapsus très accentués. Ils entretiennent dans le vagin un état d'irritation permanente et désagréable pour la malade.

II. Traitement chirurgical. — 1° *Choix de l'opération.* — Les chirurgiens se sont efforcés de pratiquer sur le vagin des opérations destinées à empêcher le prolapsus et à maintenir l'utérus dans sa position normale, au centre du bassin.

Les procédés opératoires varient à l'infini, et chaque chirurgien en a décrit un spécial, plus ou moins compliqué.

Cependant tous ont pour base les deux principes suivants :

Le premier consiste à rétrécir autant que possible les parois du vagin, de façon à diminuer son calibre et sa longueur, et à l'empêcher de se déplisser en maintenant ainsi l'utérus.

Le second a pour but de restaurer le périnée et de rétrécir autant que possible l'orifice vulvaire.

On s'est même occupé de donner des noms caractéristiques à ces différentes opérations : la *colporraphie antérieure* et *postérieure*, la *périnéorraphie*, la *colpopérinéorraphie*.

Malheureusement cette multiplicité dans les procédés nous montre que la plupart sont impuissants à produire le résultat désiré ; aucun d'eux ne donne, dans tous les cas, un bénéfice certain.

La plupart de ces procédés donnent souvent des résultats opératoires parfaits. mais la récidive est très fréquente ; les colporraphies les plus savantes et les mieux combinées échouent le plus souvent, surtout dans les prolapsus volumineux, qui sont ceux pour lesquels le succès serait le plus avantageux et le plus utile.

Quelques mois après l'opération, surtout chez les femmes qui travaillent debout, telles que les cuisinières, les filles de magasins, le prolapsus reparaît. L'utérus s'insinue dans les parties du vagin qui persistent après l'opération, et bientôt il reparaît au dehors de la vulve. Cette récidive n'a rien d'extraordinaire.

En effet, la plupart de ces méthodes ont pour but d'agir seulement sur la paroi antérieure et sur la paroi postérieure du vagin, mais dans une étendue restreinte et en n'enlevant qu'un lambeau unique ou des lambeaux toujours insuffisants.

La véritable méthode, celle qui doit empêcher dans l'avenir toute récidive, consiste à rétrécir le vagin non pas seulement aux dépens de ses deux faces, mais aux dépens de toute sa circonférence. En réduisant le calibre du canal sur toute sa surface, on supprime les trois quarts au moins de sa paroi; ainsi diminué de diamètre, le vagin formera un manchon résistant, difficile à déplisser, et qui maintiendra pour toujours l'utérus dans sa situation.

Pour arriver à ce résultat, il suffit de pratiquer sur les parois vaginales l'ablation d'une série de lambeaux disposés verticalement; ces lambeaux doivent comprendre tout l'espace entre l'ouverture vulvaire et le col de l'utérus. Il est bon, cependant, de s'arrêter à 1 ou 2 centimètres de cet organe.

2° *Soins préliminaires.* — Quelques jours avant l'opération, la vulve est rasée avec soin et le vagin lavé avec du savon et une brosse, et ensuite à grande eau.

Un tampon de gaze iodoformée ou de gaze au salol est introduit dans cette cavité et doit y séjourner au moins quarante-huit heures.

Enfin, la veille de l'opération, cette cavité est encore lavée avec soin. On doit prendre aussi la précaution de nettoyer autant que possible la cavité du col de l'utérus, et d'introduire aussi loin que possible une petite mèche de gaze iodoformée, qui restera en place jusqu'au lendemain.

Ces soins préliminaires sont indispensables, car il est nécessaire d'obtenir une asepsie complète, dans la crainte de voir échouer les sutures.

Enfin, la malade est purgée la veille de l'opération.

3° *Technique*. — La technique de cette opération est des plus simples.

La malade est chloroformée et placée dans la position ordinaire, les deux jambes maintenues écartées par deux aides ou par les bras spéciaux de la table d'opération. Un éclairage aussi parfait que possible est nécessaire pour rendre accessible à la vue le fond du vagin.

Pour écarter les parois, on doit se munir de valves à manche, étroites et assez longues pour bien déplisser le vagin. Deux de ces valves tenues écartées l'une de l'autre étalent la muqueuse et rendent l'opération facile.

Enfin, on doit se munir de pinces-érignes (modèle tire-balles), courtes et du même modèle que les pinces à forcipressure. Elles servent à saisir la muqueuse.

On procède alors aux avivements.

Chaque lambeau doit avoir au moins 3 centimètres de large ; mais on peut augmenter cette largeur, lorsque la cavité vaginale est très agrandie.

Il est nécessaire de laisser entre chaque lambeau une zone de muqueuse intacte de 1 centimètre et demi environ, pour pouvoir placer les sutures.

Lorsque ces lambeaux ont été enlevés successivement sur la paroi vaginale entière, on voit, dans le champ opératoire, une série de plaies longitudinales séparées par la muqueuse conservée. Une précaution indispensable consiste à toujours laisser une bandelette de muqueuse saine sur la ligne médiane de la paroi postérieure.

La dissection des lambeaux est commencée avec le bistouri ; ensuite, on procède par décollement avec le doigt ou avec un instrument mousse. Les ciseaux courbes et pointus peuvent aussi rendre de grands services.

Chaque fois qu'une artériole est ouverte, il est bon de la lier aussitôt avec un catgut fin, pour éviter la présence d'un grand nombre de pinces dans le champ opératoire.

La plaie est lavée souvent avec de l'eau phéniquée faible.

Enfin, on doit prendre des précautions particulières pour éviter de blesser la vessie ou la paroi rectale.

Le nombre des lambeaux ainsi enlevés sur toute la circonférence du vagin varie de six à huit pour les vagins très développés ; il faut descendre à quatre pour ceux qui sont plus étroits. Généralement, les sutures sont pratiquées avec de la soie fine et par points séparés.

Le fil entre par un côté de la plaie, chemine dans les tissus situés sous la surface avivée, jusqu'au bord du côté opposé qu'il traverse. La réunion des parties profondes se fait ainsi avec certitude.

Très souvent les fils, placés d'avance sur chacun des avivements, ne sont serrés qu'à la fin de l'opération.

Si on fermait chaque plaie à mesure qu'elle est produite, la pose des fils et surtout l'affrontement des bords seraient rendus très difficiles sur les autres.

Lorsque l'opération est terminée, on voit nettement que le vagin est réduit à un cylindre creux pouvant à peine recevoir le doigt, et qui est formé par des lambeaux de muqueuse vaginale et des lignes de sutures alternant l'une avec l'autre. A ce moment, le périnée est déjà très rétréci au niveau de la fourchette. Si l'on trouve que le plan périnéal n'est pas assez épais ou assez résistant, on peut pratiquer une opération d'Emmet complémentaire.

Il suffit alors de tailler de chaque côté de la cloison, au niveau des petites lèvres, deux lambeaux triangulaires, un de chaque côté. Sur le bord de la cloison, on fait l'ablation d'un lambeau transversal réunissant les premiers.

La surface d'avivement a ainsi la forme d'un papillon dont les deux ailes sont déployées.

Les fils d'argent sont disposés d'après la méthode d'Emmet, qui est supérieure à toutes les autres pour les périnéorraphies.

3° *Pansement.* — Lorsque l'opération est terminée, une mèche de gaze iodoformée, enduite de vaseline boriquée, est introduite dans le vagin. Au préalable, un lavage abondant avec l'eau phéniquée au 1/100 a débarrassé cette cavité du sang et des caillots.

Pendant trois ou quatre jours, la gaze iodoformée reste en place, pour être renouvelée et remplacée par une autre. Vers le sixième jour, si aucun incident ne se présente, elle est encore changée pour rester en place jusqu'au onzième jour, afin de permettre l'ablation de la plupart des sutures.

4° *Soins consécutifs.* — Pendant toute cette période, la malade est retenue au lit et immobilisée dans la position horizontale. Elle ne doit être sondée que si la vessie ne peut se vider d'elle-même. Mais les malades doivent faire toutes les tentatives pour uriner seules, car le sondage peut avoir, malgré toutes les précautions, de gros inconvénients. L'issue de l'urine sur l'orifice vulvaire garni de gaze iodoformée ne peut avoir, au contraire, aucun inconvénient.

Vers le douzième jour, les fils sont enlevés en partie. En effet, après que les fils ont été enlevés autour du vagin, en allant progressivement de l'ouverture vers la profondeur, les lèvres de la réunion tendent à se désunir, si l'on insiste pour écarter les parois. Aussi, est-il préférable de laisser en place, pendant trois ou quatre jours, les fils profonds, après avoir nettoyé la cavité avec soin. A cette époque, la réunion de la région antérieure est parfaite et la dilatation peut être suffisante pour enlever les fils restants.

5° *Régime.* — Une alimentation très légère est de rigueur au début.

Une petite quantité d'extrait thébaïque est administrée le premier et le second jour, pour éviter le passage des selles.

Mais après le quatrième jour, donner un purgatif suffisant pour vider complètement l'intestin. L'huile de ricin à la dose de 20 grammes répond parfaitement à cette indication.

6° *Résultats de l'opération.* — Lorsque les derniers fils sont enlevés et que toutes les lésions produites par l'opération sont réparées (ce qui a lieu vers le vingtième jour), on peut constater les modifications survenues dans l'état du vagin.

Cette cavité autrefois si large est constituée par un cylindre de longueur variable, mais ayant au moins 5 ou 6 centimètres et qui reçoit à peine un instrument de la grosseur du pouce.

On a nettement la sensation que les colonnes indurées, constituées par les cicatrices longitudinales, forment une paroi résistante et ont transformé le vagin, ordinairement mobile et sans consistance, en une solide enveloppe.

Il est donc certain que l'utérus éprouvera les plus grandes difficultés pour s'insinuer de nouveau au milieu de ce canal, en écarter les parois, les renverser en les invaginant, et apparaître de nouveau au dehors.

C'est là ce qu'on observe, à la suite de cette opération chez des femmes grosses, qui présentaient une descente totale, avec une paroi vaginale énormément distendue, et chez lesquelles la procidence totale constituait une infirmité considérable.

En résumé, la meilleure méthode opératoire pour remédier au prolapsus grave de l'utérus consiste à rétrécir le plus possible le calibre du vagin dans toute sa hauteur, par l'ablation multiple de bandelettes de muqueuse, suivie de la réunion par points séparés.

Lucas Championnière.

L'hystérectomie vaginale dans le prolapsus n'est pas aussi bénigne qu'on le dit; elle est souvent cause de violentes hémorragies, malgré tous les soins que l'on peut prendre pour les éviter.

Peut-être la tendance aux hémorragies tient-elle à la laxité extrême des parties, à la distension considérable des vaisseaux de ces utérus prolabés.

En tous cas, le traitement du prolapsus par l'hystérectomie vaginale est un peu plus grave que les autres.

De plus, il ne met nullement à l'abri du prolapsus des parois vaginales, l'utérus n'étant qu'un des éléments de cet ensemble complexe qu'on appelle la chute de l'utérus.

Pozzi.

La pression continue de la tumeur est le moyen curatif par excellence.

Aux pessaires préférer le tamponnement à la gaze iodoformée, ce traitement n'a qu'un seul inconvénient, il est long; il faut s'armer de patience et au besoin le continuer plusieurs mois.

Doléris.

Pratiquer la *périnéoplastie postérieure.*

Premier temps. — Faire une incisions tranversale, au niveau de la commissure postérieure, puis prendre avec une pince à disséquer la lèvre antérieure de cette incision, et décoller la muqueuse avec le doigt de bas en haut.

Second temps. — Quand le décollement parait suffisant en hauteur, couper obliquement de chaque côté avec des ciseaux, de manière à circonscrire un lambeau triangulaire que l'on enlève.

Après avoir fait l'avivement de l'extrémité inférieure de la paroi vaginale postérieure, pratiquer le *glissement* de la portion supérieure à l'avivement et faire une solide suture vagino-périnéale.

Paul Segond.

Les lésions du prolapsus pelvien portent soit sur l'appareil de suspension, soit sur l'utérus lui-même.

A chacun de ces groupes de lésions correspond une opération de choix : la *colporraphie*, l'*hystéropexie*, l'*opération d'Huguier* ou l'*hystérectomie totale.*

D'une manière générale, les lésions sont complexes ; aussi, lorsque l'on veut obtenir un résultat durable, il faut, dans chaque cas, faire une analyse détaillée des lésions et associer les diverses opérations convenant à chacun des groupes de lésions constatées.

Reynier.

Prolapsus utérin vrai. — Renoncer à l'emploi des pessaires, la plupart inutiles ou dangereux.

A moins de contre-indications tirées du grand âge de la malade ou de son mauvais état de santé, préférer l'intervention sanglante : l'*hystéropexie* (1) chez les jeunes femmes, l'*hystérectomie vaginale* (2) chez les femmes qui ont dépassé la ménopause.

Sur les unes et les autres, pratiquer en même temps la *colpopérinéorraphie*.

Ces opérations remédient à l'affaiblissement du plan musculaire constitué par le muscle releveur, affaiblissement qui est la cause du prolapsus utérin, et qui lui-même a des causes variables.

Chez les vieilles femmes, on peut remarquer qu'il existe souvent, en même temps que le prolapsus utérin, des éventrations, des entéroptoses, des déplacements du rein, des dilatations de l'estomac; il y a, en un mot, une diminution ou une perte de la tonicité musculaire, dont la cause première semble résider dans la sénilité du système nerveux central.

Chez les jeunes femmes, si la sensibilité du système nerveux ne peut plus être invoquée comme pathogénie du prolapsus, ce dernier paraît dépendre d'un état particulier de ce système, qui se manifeste le plus souvent par des symptômes de neurasthénie très prononcés.

Chez un certain nombre de femmes, il y a un état mental particulier qui doit être pour beaucoup dans la perte de tonicité des moyens de soutien de l'utérus.

On peut aussi se demander si, à la suite de la grossesse et de l'accouchement, l'irritation de la séreuse péritonéale n'est pas capable, comme le fait est prouvé par certaines hydarthroses, de donner lieu à des atrophies d'origine réflexe sur les muscles destinés à fermer la cavité péritonéale. Dans ces conditions, la perte de tonicité précéderait l'atrophie musculaire; c'est dans ces cas que l'on pourrait s'expliquer l'efficacité que l'on a attribuée au massage utérin.

(1) Voyez *Hystéropexie*, p. 128.

(2) Voyez *Hystérectomie*, p. 110.

Quénu.

Prolapsus incomplet chez les jeunes femmes. — Les *autoplasties vagino-périnéales* sont les opérations de choix, précédées au besoin de la ventro-fixation.

Prolapsus total. — L'*hystérectomie vaginale* est une bonne opération, chez les femmes ayant atteint ou dépassé l'âge normal de la ménopause, surtout quand il s'agit de femmes se livrant à des travaux actifs, spécialement quand l'état du périnée et du vagin ne laisse aucun doute sur la possibilité de restaurer utilement l'appareil de soutènement.

Cette opération est plus indiquée encore quand les annexes sont malades et quand l'utérus est atteint d'altérations anciennes, fibromes, néoplasmes, etc.

Dans ces conditions d'âge, de situation sociale et de lésions, l'hystérectomie vaginale est préférable à la ventro-fixation, c'est une opération bénigne, sans réaction générale appréciable.

Il sera utile de joindre quelquefois la périnéorraphie à l'hystérectomie.

L'*hystéropexie* n'a donné jusqu'ici que des résultats très aléatoires.

Auvard.

Prolapsus utéro-vaginal compliqué. — Parmi les nombreux états pathologiques qui peuvent coïncider avec un prolapsus utéro-vaginal et qui sont susceptibles d'en modifier le traitement habituel, il faut citer : *la métrite*; la *salpingo-ovarite*; les *adhérences péri-utérines*; les *tumeurs utérines* ou *péri-utérines*.

A propos de chaque complication, la thérapeutique du prolapsus est modifiée, et l'on peut associer les traitements du prolapsus et de la complication.

1° *Métrite.* — Il est contre-indiqué en pareil cas d'avoir recours d'emblée à l'*hystéropexie*, susceptible de remédier au prolapsus, mais non à l'inflammation, de telle sorte que, par cette opération, on ne guérirait que partiellement l'état pathologique, en laissant subsister l'inflammation. On peut, en pareil cas, mettre d'abord fin à l'inflammation par les moyens ordinaires, puis traiter le prolapsus.

Mais avec un prolapsus moyen il est préférable de faire le *curage* et l'*amputation circulaire sus-vaginale du col*, en même temps que la *colpopérinéorraphie*. On guérit ainsi l'inflammation; l'utérus, plus léger, revient vers sa position normale et le périnée fortifié suffit en général à le maintenir en place, ou permet au moins l'application d'un pessaire qui se montre suffisant.

2° *Salpingo-ovarite.* — Si l'inflammation des annexes est légère, traiter le prolapsus comme si elle n'existait pas.

Si elle est prononcée et nécessite la castration, faire la *laparotomie*, enlever les annexes et fixer les pédicules dans la plaie abdominale; l'hystéropexie se trouve ainsi pratiquée.

3° *Adhérences péri-utérines.* — Les adhérences sont plutôt une complication favorable que défavorable, car elles servent de ligaments à l'utérus en voie de prolapsus; elles ne deviennent une complication que s'il y a lieu de faire l'hystéropexie; il faut alors les rompre avant d'opérer la fixation utérine.

4° *Tumeur utérine ou péri-utérine.* — Si la tumeur est utérine, elle plaidera plutôt en faveur de l'ablation totale de l'utérus par la voie vaginale; si elle est péri-utérine, opérer la tumeur par la voie abdominale et terminer par l'hystéropexie.

Pierre Delbet.

Quand il s'agit de prolapsus compliqué, on peut être autorisé à pratiquer l'hystérectomie.

Si le prolapsus a été déterminé par un fibrome, l'hystérectomie est tout indiquée.

Si le prolapsus est complètement irréductible, et si les symptômes nécessitent une intervention, c'est l'hystérectomie vaginale qu'il convient de pratiquer.

Mais il ne faut pas se hâter de déclarer un prolapsus irréductible.

Quelquefois avec des manœuvres patientes, des massages, on diminue l'œdème, l'épaississement des tissus, et l'on peut arriver à réduire un prolapsus qui avait paru irréductible.

PRURIGO DE LA VULVE.

Tarnier.

Prescrire la solution suivante :

Bichlorure de mercure..........	2 gr.
Alcool...........................	10 —
Hydrolat de roses.................	40 —
Eau distillée.....................	450 —

Faire dissoudre. Employer ce liquide pur, en lotions répétées le matin et le soir.

Les premières applications provoquent une cuisson assez vive et nécessitent un lavage consécutif à l'eau fraîche.

Mais l'usage de cette solution devient de moins en moins douloureux, et la guérison est souvent rapide (1).

(1) Voyez Paul Lefert, *La pratique dermatologique*, article *Prurigo*.

PRURIT DE LA VULVE.

Tarnier.

Faire d'abord, matin et soir, un lavage avec de l'eau tiède ordinaire.

Essuyer les parties avec un linge fin.

Promener rapidement sur la surface des organes qui sont le siège des démangeaisons, une éponge imbibée avec la solution suivante :

Bichlorure de mercure	2 gr.
Alcool	10 —
Hydrolat de roses	40 —
Eau distillée	450 —

E. Besnier.

Recouvrir la partie malade avec la poudre suivante :

Salicylate de bismuth	10 parties
Amadou	90 —

Dujardin-Beaumetz.

Faire des lotions avec :

Borax	1 gr.
Sulfate de morphine	0 — 10
Eau de roses	80 —

Jules Chéron.

Prescrire :

Dermatol	3 gr.
Vaseline	30 —

Appliquer un peu de cette pommade, le soir, en se couchant, et la laisser en place jusqu'au lendemain matin.

On peut aussi employer le *Teucrium scordium*, plante de l'Europe méridionale, à la condition que le prurit ne soit pas d'origine diabétique.

Associer à l'emploi du *Teucrium* un traitement local, lorsque le prurit est entretenu par des écoulements venant du vagin ou de l'utérus.

Voici le traitement à suivre :

1° Injections vaginales chaudes, matin et soir, avec deux cuillerées à bouche d'acide borique pulvérisé, dans 1 litre d'eau :

2° Lotions, trois ou quatre fois par jour, sur la région ano-vulvaire, avec un peu de ouate hydrophile imbibée de :

Liqueur de Van Swieten......	ãã parties égales.
Eau chaude..................	

3° Une demi-heure avant chacun des repas, prendre, dans un peu d'eau, un des paquets suivants :

Poudre de feuille de *Teucrium scordium*	5 gr.

en dix paquets.

Par ce traitement, le prurit vulvaire disparaît en quelques jours, à moins qu'il ne s'agisse de prurit symptomatique du diabète.

La guérison n'est durable que si l'on se rend maître, par un traitement approprié de la vulvite, de la vaginite ou de l'endométrite, voire même si l'on enlève un polype, qui occasionnait l'écoulement irritant, cause véritable du prurit vulvaire.

Prurit diabétique. — On obtiendra rapidement la disparition des démangeaisons dont se plaignent les malades par l'emploi des injections hypodermiques d'acide phénique.

La formule est la suivante :

Acide phénique neigeux..........	1 gr.
Eau distillée....................	100 —

On injecte, tous les deux jours, 5 centimètres cubes de cette solution, dans la région trochantérienne, en prenant les précautions antiseptiques d'usage.

Prurit purement nerveux. — Suivre le même traitement que pour le prurit diabétique.

Auvard.

Faire des lotions tièdes, deux fois par jour, avec le liquide suivant :

Infusion de feuilles de mauve.....	900 gr.
Bromure de potassium........	} ãã 5 —
Borate de soude..............	
Hydrolat de menthe.............	100 —

Appliquer ensuite la pommade suivante :

Huile d'olives...................	} ãã 30 gr.
Lanoline.......................	
Menthol........................	3 —
Oxyde de zinc...................	6 —

Saupoudrer la partie malade avec :

Sous-nitrate de bismuth........	} ãã 10 gr.
Poudre de lycopode............	
Talc pulvérisé.................	

PURGATIFS APRÈS LA LAPAROTOMIE.

Terrier, Paul Berger et Routier.

On ne doit avoir recours aux purgatifs qu'avec prudence, les perforations intestinales étant toujours à redouter.

Lucas Championnière.

Chez beaucoup de laparotomisées, il se produi une parésie intestinale, qui ne peut être combattue que par des purgatifs, administrés à petites doses, qui servent ainsi et de pierre de touche et d'agents curateurs.

Félizet.

Les purgatifs ne sont pas indiqués dans toutes les laparotomies.

Terrillon.

L'administration des purgatifs constitue une pratique excellente.

Deux ou trois jours après l'opération, il faut administrer du sulfate de soude à hautes doses.

Le plus souvent, on peut se contenter de donner du calomel.

PYO-SALPINX.

Pozzi.

Il faut distinguer :

1° Les *pyo-salpinx à poche libre*, non adhérente ; ils sont facilement opérables ;

2° Les *pyo-salpinx à poche adhérente, mais énucléable* sans délabrements ;

3° Les *pyo-salpinx à poche adhérente, mais non énucléable*, avec fistules, etc.

Pyo-salpinx à poche libre. — L'*hystérectomie* est certainement inférieure à la *laparotomie*, qui est très simple, très bénigne et très efficace, car ici on enlève tout le mal : ce qui est l'idéal de la chirurgie.

Pyo-salpinx à poche adhérente, mais énucléable. — Même traitement que dans le cas de pyo-salpinx à poche libre.

Pyo-salpinx à poche adhérente, mais non énucléable — La laparotomie est plus difficile dans ce cas que dans les autres; on peut pourtant, à l'aide d'un procédé incomplet, il est vrai, guérir ces malades. Il suffit d'ouvrir la poche, sans tenter l'énucléation, de la laver, de la gratter et l'on obtient des succès véritables en procédant ainsi. Mais ces cas-là sont rares.

Certes, dans ces derniers cas, l'*hystérectomie vaginale* ne saurait être une mauvaise opération; on doit même dire qu'elle est bonne ; mais il faut ajouter aussi qu'elle n'est pas meilleure que la laparotomie avec ouverture de la poche et lavage. L'hystérectomie vaginale ne saurait être indiquée d'une façon formelle que secondairement, après échec du traitement rationnel par la laparotomie, s'il persiste une fistule par exemple Et encore, il ne faut pas oublier que les femmes ainsi opérées peuvent guérir à la longue, sans nouvelle intervention. Enlever l'utérus pour guérir des suppurations pelviennes, cela est comparable à l'extirpation de l'utérus pour endométrite hémorragique. C'est un procédé qui ne doit être qu'une *ultima ratio*.

En ce qui concerne l'efficacité de la méthode, on n'en peut rien dire jusqu'à présent, tandis que l'on sait que la laparotomie donne des résultats définitifs merveilleux, même dans les cas graves de pyo-salpinx.

S'il persiste des douleurs après les opérations de cette nature, c'est qu'on a eu affaire, en général, à de petites lésions, autrement dit à des cas dans lesquels l'intensité des lésions ne justifiait pas l'intervention, à des cas où la note dominante était un trouble d'ordre général plutôt que des altérations organiques locales.

Quénu.

Préférer l'hystérectomie vaginale à la laparotomie dans les pyo-salpinx ouverts dans le rectum ou le vagin, immobilisant l'utérus, très adhérents ou tuberculeux.

RECTOCÈLE VAGINALE.

Tillaux.

Réduire la tumeur formée par le rectum et la maintenir réduite à l'aide d'un pessaire.

RÉFLEXE GUTTURAL ou CRACHOTEMENT APRÈS LES OPÉRATIONS UTÉRO-OVARIENNES.

Lucas Championnière.

Les symptômes d'ataxie ou d'adynamie suivent souvent les opérations utéro-ovariennes; ils sont caractérisés par un symptôme qu'on n'observe après aucune opération grave : c'est un symptôme guttural, une espèce de *crachotement* ; les femmes éprouvent le besoin de cracher constamment ; quand elles ont pu cracher, le besoin persiste, presque aussi insupportable. Dans les cas plus graves, cet effort de cracher se renouvelle sans cesse et il survient même des vomissements. Ce crachotement est très analogue au besoin continuel de cracher, qui survient souvent au début de la grossesse.

Pour calmer ces accidents, donner des injections de morphine ; en donner même préventivement à certaines malades, chez lesquelles on les redoute beaucoup.

Une fois les réflexes survenus, le chloral paraît utile pour calmer l'agitation.

Avant l'opération, les lavements de chloral, à la dose de 3 grammes au plus, sont une bonne pratique.

Si le chloral et la morphine échouent, calmer le réflexe guttural et l'agitation avec le bromure de potassium.

RÈGLES SUPPLÉMENTAIRES.

Auvard.

1° *Favoriser l'écoulement du sang par le système génital.* — Employer l'électricité galvanique et, en cas d'échec, l'apiol.

2° *Pratiquer une saignée du bras.* — Si on ne peut arriver à évacuer le sang par le système génital, il faut, au début des règles, faire une saignée au bras, et enlever environ 200 grammes de sang.

RÉSECTION DE L'OVAIRE et SALPINGORRAPHIE.

Pozzi.

Assez souvent, au cours d'une *laparotomie*, on trouve l'ovaire partiellement malade. Ainsi pour certains kystes dermoïdes, pour certains ovaires scléro-kystiques. Dans ces conditions, on fait presque toujours l'ablation totale.

Dans certains cas, on a conseillé de faire une *salpingotomie*, lorsqu'on constatait une hydrosalpingite. Mais c'est un leurre et les trompes, capables de rester douloureuses, sont définitivement inaptes à la fécondation.

En réalité, si l'on constate — ce qui est facile avec un stylet — que la trompe n'est pas oblitérée, il est indiqué de n'enlever que ce qui est malade; puis on rapproche les deux sections avec une suture en catgut bien exacte, pour éviter tout épanchement sanguin.

Après avoir libéré les ovaires prolabés et adhérents dans le cul-de-sac de Douglas, dérouler les trompes enroulées en colimaçon, puis étaler leur pavillon sur l'ovaire et le suturer.

RÉTRÉCISSEMENT DU RECTUM CHEZ LA FEMME.

Campenon.

Le point capital, dans toute excision du rectum pour néoplasme ou pour rétrécissement non cancéreux, consiste dans la conservation du sphincter.

Hartmann.

I. Excision par les voies naturelles. — Faire l'excision par les voies naturelles à travers le sphincter dilaté.

L'excision par les voies naturelles est une méthode excellente, mais elle n'est pas applicable à tous les cas.

II. Traitement par le kraske. — Le *kraske* ne donne pas toujours d'excellents résultats.

III. Traitement par la création d'une valve vulvo-anale. — Suivre une autre voie pour pouvoir conserver, dans les excisions pour rétrécissement non cancéreux du rectum, l'intégrité du sphincter.

Technique. — La femme étant couchée dans le décubitus dorsal, on introduit le doigt dans le rectum, on sectionne par transfixion toute la paroi recto-vaginale, en tranchant aussi la fourchette et l'anus; on a ainsi une vaste plaie. On place des fils à droite et à gauche de la valve vulvo-anale ainsi obtenue. On fait une incision transversale, parallèle à l'anus, à la limite inférieure du rétrécissement. On dissèque de bas en haut le rectum et on isole le rétrécissement dans toute sa longueur. On fait ensuite une seconde incision transversale à la limite supérieure du rétrécissement mobilisé et on excise ce dernier. Enfin on suture la partie supérieure du rectum à la partie inférieure, et on reconstitue instantanément le sphincter par des points de suture spéciaux.

On termine l'opération par une *périnéorraphie.*

La guérison est généralement complète et la malade retient parfaitement ses matières.

RÉTRODÉVIATIONS UTÉRINES.

Le Dentu.

Dans un état pathologique aussi complexe, ne pas se contenter d'agir sur l'utérus rétrodévié; tenir compte des causes du déplacement utérin.

I. Traitement médical. — Prescrire les antiphlogistiques, destinés à combattre l'élément congestif ou inflammatoire.

II. Traitement mécanique. — Il est destiné à redresser l'utérus.

Le redressement de l'utérus a été cherché, sinon obtenu, par l'emploi de procédés divers.

1° *Hystéromètres.* — On a pratiqué l'introduction réitérée de l'hystéromètre avec mouvement de bascule. Cette manœuvre a pour objet la rupture d'adhérences postérieures. Elle prévient la rétroflexion, mais ne peut rien contre les déviations utérines par relâchement ligamenteux.

2° *Tiges métalliques utérines avec ceinture abdominale.* — Elles sont dangereuses.

3° *Pessaires.* — L'usage des pessaires, comme moyen temporaire ou permanent de sustentation de l'utérus, est recommandable dans les cas simples et lorsque les culs-de-sac vaginaux sont peu sensibles. On choisira le pessaire de Dumontpallier, si le vagin est lâche et l'utérus très abaissé. Le pessaire de Hodges, en aluminium, convient également, mais il a l'inconvénient de nécessiter la main du médecin pour diriger son extrémité postérieure et le mettre en place dans le cul-de-sac postérieur du vagin.

III. Traitement chirurgical. — La cure chirurgicale est le procédé de nécessité, chaque fois que les procédés mécaniques échouent.

1° *Opération d'Alquié-Alexander.* — On a la ressource de l'*opération d'Alquié-Alexander* (1), consistant dans le raccourcissement des ligaments larges et leur fixation à la paroi abdominale.

Mais l'opération d'Alquié-Alexander ne procure pas toujours des résultats parfaits : les sutures ne tiennent point; ou l'utérus n'est pas suffisamment redressé; ou bien le poids de cet organe porte sur le vagin ou sur un périnée impuissant à lui résister. D'où l'abandon de l'opération d'Alexander, comme opération radicale et son indication, actuellement admise, comme opération complémentaire, après l'amputation du col ou bien après une colporrhaphie.

2° *Ventro-fixation et vagino-fixation.* — Deux procédés de choix :

A. *Ventro-fixation* (hystéropexie abdominale, incision médiane et fixation de l'utérus par des fils transversaux à la paroi antérieure abdominale).

B. *Vagino-fixation* (fixation du col utérin rétroversé à la paroi antérieure, *vagino-fixation antérieure*) ou à la paroi postérieure (*vagino-fixation postérieure*).

Les procédés de *vagino-fixation postérieure* sont actuellement ceux de choix.

a) *Procédé de Schucking.* — Le premier en date, celui de Schucking, est un procédé aveugle. On introduit une aiguille avc un fil dans le canal utérin, puis à travers la paroi antérieure de l'utérus et la paroi vaginale antérieure par où elle ressort. Ce procédé expose le chirurgien à blesser la vessie ou une anse intestinale.

b) *Procédé de Mackenrodt.* — Il consiste à décoller largement la paroi vaginale, à suturer cette paroi avec celle de l'utérus et à suturer les fils dans le vagin.

c) *Procédé de Duhrssen.* — La direction de l'incision vaginale est transversale et non antéro-postérieure; les fils ont une direction longitudinale et non transver-

(1) Voyez *Opération d'Alquié-Alexander*, p. 183.

sale; les sutures sont perdues et non superficielles.

D. *Procédé Mackenrodt-Pichevin.* — Donner la préférence au procédé opératoire de Mackenrodt, le compléter par l'ouverture méthodique du cul-de-sac antérieur du péritoine (Pichevin). Par cet artifice opératoire, il devient possible de voir le corps de l'utérus, de le faire basculer et de passer les fils assez haut, à travers ses parois. On opère à ciel ouvert, on se rend compte de l'état des annexes et on évite d'enlever les fils avant six à huit semaines. C'est l'une des conditions nécessaires pour assurer la durée de la guérison.

RÉTROFLEXIONS DE L'UTÉRUS.

Doléris.

I. Traitement par les pessaires. — Tous les procédés destinés à maintenir l'utérus redressé et rigide, même après le raccourcissement des ligaments ronds, les pessaires à tige et toutes les autres variétés de pessaires sont infidèles.

II. Traitement par les opérations plastiques. — Ce procédé consiste d'abord à corriger la flexion, en assouplissant préalablement le stroma utérin par la dilatation, à faire le curage et à saisir l'utérus dans cette condition avantageuse, pour le ramener à son attitude normale par le raccourcissement des ligaments ronds.

Les suites de l'opération d'Alquié-Alexander sont de beaucoup simplifiées par cette manière de faire.

Auvard.

Redresser l'utérus avec les doigts, et appliquer un anneau elastique pour maintenir l'utérus en situation normale.

Si on échoue de cette façon, recourir alors au redressement par l'hystéromètre.

Chaput.

Rétroflexion indolente. — Elle n'exige aucun traitement.

Rétroflexion compliquée de métrite ou de prolapsus génital. — Elle réclame le *curage* ou une *réparation périnéo-vaginale.*

Rétroflexion peu accentuée et mobile. — On essaiera d'appliquer un *pessaire*; on se contentera de ce traitement, s'il est suivi du succès.

RUPTURES VÉSICO-UTÉRINES.

Bouilly.

Inciser largement la paroi abdominale sur la ligne médiane; attirer l'utérus déchiré au dehors ; jeter un tube de caoutchouc sur le segment inférieur au-dessous de la déchirure, le plus près possible de l'insertion du vagin et pratiquer l'incision de Porro au-dessus de cette ligature.

Malheureusement, il peut être impossible de confectionner un pédicule, quand il y a un délabrement trop considérable de l'utérus et du vagin.

Force serait, en pareils cas, de recourir à l'opération suivante qui est moins radicale. Fixer le pédicule utérin à la paroi abdominale, comme dans le procédé d'hystérectomie abdominale avec pédicule extra-péritonéal. Ouvrir le cul-de-sac de Douglas et le drainer par le vagin, à l'aide d'un gros tube de caoutchouc, ou mieux encore tamponner ce cul-de-sac à l'aide de la gaze iodoformée, à la manière de Mickulicz.

En ce qui a trait à la lésion vésicale, s'efforcer de suturer bord à bord les lèvres de la déchirure. Si les tissus sont en trop mauvais état pour permettre un affrontement exact, fixer la plaie aux bords de l'incision abdominale à côté du pédicule utérin, de façon à fermer toute communication du réservoir urinaire avec le péritoine. Placer enfin deux tubes à drainage accolés dans la cavité vésicale, selon le procédé du *siphonnage* de Perier, dans la taille hypogastrique, de manière à assurer l'évacuation constante et régulière de la vessie.

SALPINGITE.

Tillaux.

Pour extirper la tumeur, faire une incision abdominale plus longue que dans l'ovariotomie. Repousser en haut les intestins et les maintenir à l'aide d'une éponge. Introduire la main dans le bassin pour aller à la recherche de la tumeur et décoller les adhérences d'arrière en avant. Si la trompe se déchire, enlever les débris. Pédiculiser la tumeur du côté de la corne utérine. Faire une ligature à la base et réséquer. Si du liquide tombe dans le bassin, laver la cavité avec l'eau filtrée bouillie et tiède.

Terrillon.

Salpingite blennorragique. — Les moyens médicaux peuvent améliorer l'état et même procurer l'apparence de la guérison, mais on ne peut affirmer que la maladie ne reviendra pas, même après un long temps de repos.

Contre la douleur, le repos au lit est excellent.

L'irrigation vaginale est encore un bon moyen.

Les vésicatoires et les pointes de feu, appliqués sur

la paroi abdominale, produisent aussi de bons effets.

Contre la *constipation*, très fréquente, employer les purgatifs répétés.

Contre les accidents de *pelvi-péritonite*, repos absolu, cataplasmes, révulsifs et sangsues.

Salpingite tuberculeuse. — Traitement chirurgical. — L'ablation des parties malades par la *laparotomie* doit être discutée à plusieurs points de vue qui comprennent : l'indication générale de l'opération ; les bénéfices que la malade peut en retirer au point de vue local : enfin, les avantages qu'elle doit y trouver au point de vue général.

Il est certain qu'une lésion tuberculeuse des trompes et des ovaires, surtout quand elle a commencé à donner des poussées inflammatoires du côté du péritoine, est soumise aux mêmes lois que les autres tuberculoses locales. Celles-ci sont toujours traitées chirurgicalement, quand la région le permet, et surtout quand on peut enlever le mal dans sa totalité. C'est là une règle sur laquelle tous les chirurgiens modernes sont d'accord. Non seulement cette ablation radicale permet de débarrasser la malade d'une source de douleurs et d'accidents variés, mais elle a aussi l'avantage d'empêcher une propagation à distance de ce foyer tuberculeux.

La tuberculose de la trompe et de l'ovaire rentre donc dans la loi normale, puisque, grâce à la laparotomie, actuellement presque inoffensive, on peut enlever entièrement les parties malades.

Il serait préférable de faire de bonne heure l'ablation des annexes de l'utérus atteints de tuberculose, aussitôt que la maladie est reconnue, et qu'elle a commencé à donner des accidents péritonéaux si graves, et qui ont un retentissement si considérable sur la santé des malades. Malheureusement, le diagnostic au début est difficile, dans la plupart des cas.

Il est vrai que pour les malades chez lesquelles la lésion est volumineuse, douloureuse, et a déjà donné lieu à quelques accidents du côté du péritoine, on peut entreprendre l'opération sans avoir de notion bien définie sur la nature exacte des lésions. Dans cette dernière condition, on a rendu un double service à la malade, en la débarrassant d'une lésion tuberculeuse, c'est-à-dire inguérissable et d'une maladie qui provoque des accidents graves et souvent mortels.

Dans un grand nombre de cas, l'extirpation totale est difficile, la séparation des organes malades avec les parties voisines est pénible, on est obligé, au lieu de séparer les adhérences, de sculpter pour ainsi dire en plein tissu induré. Aussi, quand il existe un abcès tuberculeux, il est assez difficile de ne pas perforer la poche, et d'empêcher la pénétration du pus dans la cavité péritonéale.

Cet accident se produit généralement vers la fin de la décortication, quand on cherche à séparer la tumeur et l'utérus, auquel elle est intimement unie. Une perforation survenue dans ces circonstances a un grave inconvénient, qui est d'infecter le péritoine avec le pus tuberculeux, et par conséquent de provoquer une péritonite purulente grave. Cependant, on peut éviter ces inconvénients, si on a soin d'enlever toutes les parcelles du pus épanché, et par conséquent de nettoyer à fond la cavité du bassin et la surface des anses intestinales.

Voici en quoi consistent ces précautions particulières.

La première, et la plus importante, est d'agrandir l'ouverture abdominale du côté de l'ombilic, de façon à manœuvrer facilement dans la cavité du bassin. On ne doit pas se contenter, pour enlever ces tumeurs adhérentes dans la profondeur du bassin, de l'incision étroite qui permet l'introduction des trois doigts, et qui suffit pour extraire les autres salpingites, encore petites et peu adhérentes.

Cette précaution étant prise, il faut, à mesure que la décortication commence, généralement vers la partie postérieure de la tumeur, glisser aussi profondément que possible des éponges munies d'une pince. Ces éponges, qu'on dispose entre la main qui pratique la décortication, et les intestins refoulés en arrière, ont pour but de protéger ces derniers du contact du pus, s'il y a rupture de la poche; en pratiquant cette protection avec soin, on peut facilement éviter le contact nuisible du pus.

Mais cette manœuvre ne suffisant pas toujours, et ne laissant pas assez de liberté à la main qui opère, employer la main d'un aide. Celle ci, introduite entre la main de l'opérateur et les éponges, soulève ces dernières en haut et en arrière, du côté de l'angle sacro-iliaque. La masse intestinale est ainsi soulevée et éloignée du champ opératoire. Cette manœuvre facilite beaucoup, après l'ablation des parties malades, le nettoyage du bassin. Cette cavité devient ainsi accessible aux éponges, et surtout à l'eau bouillie, qui est employée largement pour le lavage.

Un gros drain, qui plonge jusque dans le fond du bassin, derrière l'utérus, et ressort par l'angle inférieur de la plaie abdominale, doit toujours être disposé avec les plus grandes précautions.

Il peut rester en place de trente-six à quarante-huit heures, suivant les cas, et donne toujours issue à une grande quantité de liquide pendant les premières heures.

Grâce à ces précautions, on peut enlever, sans grands dangers, bon nombre de salpingites tuberculeuses suppurées et volumineuses.

Labadie-Lagrave.

I. TRAITEMENT MÉDICAL. — Remplir les indications suivantes :

1° Ouvrir une large voie d'écoulement à la collection retenue par les trompes ;

2° Modifier les congestions du petit bassin, afin d'amener la résolution de la *cellulite pelvienne* et de ses complications.

Faire de grandes injections vaginales antiseptiques et le tamponnement à la gaze iodoformée ou salolée.

Obtenir la *dilatation de la cavité utérine*, à l'aide de tiges de laminaire d'une asepsie parfaite et de calibre croissant, qu'on laisse en place vingt-quatre heures. Faire suivre chaque opération par un pansement de la cavité vaginale avec la gaze antiseptique.

Cette dilatation est, en général, bien supportée ; dans le cas où elle réveille une vive sensibilité péritonéale, des envies de vomir ou des irradiations douloureuses, attendre que le repos, les injections d'eau chaude aient apaisé les accidents, avant d'intervenir à nouveau. Les accidents de péritonite, signalés à la suite de manœuvres gynécologiques, se rapportent à des opérations où l'antisepsie n'avait pas été bien faite, ou à des opérations pratiquées au cours de phlegmasies péritonéales aiguës.

La dilatation obtenue par la laminaire peut donner à la cavité utérine une capacité telle que le doigt y pénètre facilement. Si l'on croit nécessaire une dilatation plus considérable, recourir à l'éponge préparée, qui donne une dilatation plus grande et rend plus faciles les pansements intra-utérins.

La dilatation de la cavité utérine permet de décider l'intervention définitive : soit le curettage, soit les pansements intra-utérins simples.

Si l'on constate des fongosités utérines saignantes

et nombreuses, ou un écoulement purulent, le *curettage* s'impose. Pratiquer cette opération, en la faisant précéder de toutes les précautions antiseptiques; gratter minutieusement les angles utérins pour débarrasser et ouvrir l'orifice des trompes; enfin, le grattage achevé et les fongosités utérines évacuées par une injection intra-utérine très chaude, qui arrêtera en même temps l'hémorragie, terminer par une cautérisation profonde de la surface cruentée avec de la teinture d'iode ou de la glycérine créosotée. Compléter par un tamponnement intra-utérin à la gaze iodoformée ou salolée.

On pratique ce pansement de la cavité utérine, après le curettage ou la simple dilatation; son application permet d'obtenir le drainage de la trompe, qui constitue le principal objectif de ces manœuvres.

Si l'inflammation péritonéale est nulle, et lorsque les organes du petit bassin ont conservé leur mobilité, abaisser le col utérin à la vulve et remplir la cavité utérine de gaze iodoformée ou salolée, imbibée de glycérine aseptique.

Même lorsque l'utérus est déjà fixé et immobilisé par la cellulite pelvienne ou que son abaissement réveille la réaction péritonéale, provoque même quelquefois des poussées phlegmasiques en déchirant les brides fibreuses, faire le pansement de l'utérus au fond de la cavité vaginale, sans exercer sur le col une traction, qui serait dangereuse ou inutile. Employer soit le dilatateur à trois branches, soit un petit spéculum utérin, du modèle du spéculum nasi et monté sur une longue tige munie d'un écarteur. La cavité utérine est ainsi largement ouverte, ce qui facilite l'introduction de la gaze.

Renouveler ces pansements tous les deux jours d'abord, puis tous les quatre jours et continuer pendant deux ou trois semaines.

Dès que la collection salpingée diminue de volume et que les douleurs ont disparu, laisser l'utérus revenir sur lui-même, mais continuer les pansements et l'antisepsie, à l'aide de crayons au salol ou à l'iodoforme, que l'on laisse fondre dans la cavité.

Ordonner le repos au lit ou sur une chaise longue pendant toute la durée du traitement.

Modifier la congestion pelvienne par des injections d'eau boriquée très chaude (à 45° centigrades), répétées deux ou trois fois par jour, suivant le cas.

Ne pas négliger la révulsion, avec l'ignipuncture répétée sur l'hypogastre, à l'aide du thermocautère, de préférence aux vésicatoires volants.

Enfin grands bains, frictions stimulantes sur le corps avec l'eau de Cologne ou le baume de Fioravanti, comme modificateurs généraux de la nutrition.

Ce traitement, institué avec précaution, donne une amélioration rapide et quelquefois la guérison.

II. Traitement chirurgical. — Lorsque ce traitement aura échoué, recourir à la *salpingotomie*.

Ne pratiquer la *laparotomie immédiate* que dans les cas urgents, lorsqu'on se trouve en présence de ces énormes salpingites suppurées, vastes abcès pelviens, qui menacent le péritoine et infectent l'organisme par leurs produits septiques.

L'intervention radicale et rapide sera indiquée : s'il y a des poussées répétées de pelvi-péritonite, que rien n'améliore et que rien ne saurait éviter; s'il y a des douleurs très vives, qui rendent l'existence insupportable; et surtout lorsque l'état social de la femme ne lui permettra pas de garder le repos et de se soumettre à un traitement de longue durée.

Mais, à part ces cas, déterminer strictement les indications de la castration et ne pas s'y résoudre trop facilement.

P. Segond.

Certaines salpingites saignent, d'autres ne saignent pas. L'hémorragie est à craindre dans les cas où l'utérus est abaissable Au contraire, quand la matrice est enclavée, l'écoulement d'une grande quantité de sang est peu à craindre.

La *laparotomie* n'est pas une meilleure opération que l'*hystérectomie vaginale*.

Dire que l'hystérectomie vaginale est une opération incomplète, c'est nier *a priori* ce qui reste à démontrer.

Quénu.

Salpingites anciennes. — Il y a des variétés de salpingites qui ne saignent pas. Ce sont de vieilles salpingites ayant des parois épaisses et des vaisseaux sclérosés.

Mais il ne faut pas laisser croire que l'ablation de toutes les salpingites se fait sans qu'il y ait hémorragie.

Salpingite suppurée. — Au contraire, certaines salpingites suppurées donnant lieu à des poussées aiguës donnent beaucoup de sang, au moment de leur extirpation.

Quant aux indications opératoires, il faut pratiquer l'*hystérectomie vaginale* quand il y a salpingite suppurée ouverte dans le vagin et le rectum. Il est vrai que l'on peut faire la *laparotomie* chez des malades de ce genre et les guérir. Mais ces cas sont graves, quand on les traite par l'incision abdominale. L'hystérectomie vaginale donne de meilleurs résultats.

Il ne suffit pas qu'une salpingite soit suppurée pour qu'elle soit justiciable de l'hystérectomie. Il y a des salpingites suppurées que l'on peut facilement enlever par la laparotomie.

Salpingite enclavée dans le petit bassin. — Si les salpingites sont enclavées dans le petit bassin, si l'utérus est immobile, c'est l'hystérectomie qu'il faut faire. Il ne faut pas oublier qu'on ne fait qu'ouvrir des poches purulentes et qu'on n'ouvre pas la grande cavité abdominale. En somme, l'hystérectomie vaginale ainsi faite est une large ouverture d'abcès.

Salpingite non suppurée. — S'agit-il d'une salpingite non suppurée, mobile, l'hystérectomie est plus grave et plus difficile que la laparotomie. On est sans cesse en présence de deux dangers : l'hémorragie et la blessure de la vessie.

Salpingite sèche. — Il faut faire l'hystérectomie quand on est en présence d'une salpingite sèche avec pelvipéritonite et loges kystiques.

Salpingite turberculeuse. — Peut-être les salpingites tuberculeuses sont-elles justiciables de l'ablation de l'utérus par le vagin.

Auvard.

Faire de la compression sur la fosse iliaque, au moyen d'un sac renfermant du plomb de chasse, que la femme, étant couchée, place sur la fosse iliaque correspondante à la lésion tubaire.

Pratiquer également le tamponnement des culs-de-sac vaginaux, au moyen de tampons placés en arrière et sur les côtés du col. Ces tampons sont placés au moyen du spéculum, dans lequel on verse au préalable une bonne cuillerée à soupe de glycérine boriquée.

Ces deux moyens (sac de plomb et tamponnement) peuvent être combinés; on obtient ainsi une compression que l'on peut graduer, grâce à l'emploi du plomb de chasse, de manière à le rendre non douloureux et exempt du danger.

SALPINGO-OVARITE ou OVARO-SALPINGITE.

Péan et Paul Segond.

Faire l'ouverture des collections purulentes pelviennes et l'ablation des annexes par la voie vaginale, avec ablation préliminaire de l'utérus enlevé par morcellement. Il y a nécessité d'enlever l'utérus, cause première de l'infection.

Il est possible d'ouvrir de vastes collections sans pénétrer pour ainsi dire dans la cavité péritonéale, protégée par des adhérences.

Reclus.

Si la lésion est double, volumineuse, préférer comme plus facile et plus sûre, l'hystérectomie à la laparatomie, qui cependant a donné d'excellents résultats.

Bouilly.

I. Traitement médical. — C'est l'ensemble des moyens dirigés contre la cause première de l'infection tubaire : repos, grands bains, révulsifs *loco dolenti*, vésicatoires, pointes de feu, etc., injections vaginales, attouchements de la muqueuse utérine à la teinture d'iode, à la glycérine créosotée. Les tamponnements vaginaux, pratiqués soit à la gaze iodoformée, soit avec diverses substances dites résolutives, pommade mercurielle, ichtyol, etc., destinées à produire la résolution des exsudats péri-utérins, ne semblent pas donner de meilleurs résultats que le repos et les injections chaudes.

II. Traitement thermal. — Le traitement par les cures thermales peut donner quelques résultats dans les formes récentes de salpingite catarrhale et interstitielle, il peut avoir une influence favorable sur certains éléments de l'affection; il peut modifier avantageusement la constitution générale, soulager des phénomènes douloureux, améliorer des accidents dyspeptiques ou neurasthéniques; il ne semble pas avoir sur la lésion elle-même une action bien évidente.

III. Traitement chirurgical. — Essayer d'abord le curettage.

Enlever les organes malades soit par la voie abdominale (*laparotomie*), soit par la voie vaginale (*hystérectomie vaginale*).

Une première condition est l'accessibilité par le vagin; de plus, il faut que ce soit une vraie collection évacuable par une seule incision, ce qu'on reconnaît bien à la palpation bimanuelle, par la consistance et la fluctuation partout égales.

Enfin il est indispensable que la suppuration tubaire soit unilatérale.

Le manuel opératoire est le même que pour les autres abcès pelviens, avec cette différence qu'ici la collection ne bombe pas dans le vagin : il faut que la main d'un aide, appuyant sur l'hypogastre, l'abaisse sur le doigt de l'opérateur. Ce doigt sert de conducteur à un trocart, qui ponctionne et le long duquel on débride; puis on élargit cette incision avec une pince, on met un drain et on lave jusqu'à ce que le liquide ressorte clair. Avec le doigt, on sent battre les artères vaginales, et on les évite avec soin.

En résumé, la laparotomie est la méthode de choix, mais il est des cas où elle paraît devoir être mal supportée et alors la voie vaginale est appelée à rendre de réels services.

Salpingo-ovarite ancienne. — Pratiquer l'*hystérectomie*, dans les cas de salpingo-ovarite ancienne, ayant entraîné des adhérences solides entre les organes contenus dans le petit bassin. L'existence de fistules est une bonne indication de l'hystérectomie.

Dans certains cas, se contenter d'ouvrir les collections purulentes par le cul-de-sac postérieur, sans enlever l'utérus.

La laparotomie, d'une façon générale, ne vaut rien après quarante ans.

Terrillon.

L'*hystérectomie vaginale* est une opération rationnelle, dans les cas de suppurations anciennes avec parois épaisses, lorsque l'organe est difficile à enlever par la voie sus-pubienne, ou quand il y a de nombreuses adhérences intestinales.

Auvard.

Tous les jours, matin et soir, pendant une heure à une heure et demie, appliquer sur la région hypogastrique, au niveau de l'ovaire, un sac de plomb de chasse du poids de 1 kilo et introduire en même temps dans le vagin un pessaire à air de Gariel.

La compression, exercée pendant deux à trois heures par jour, est bien supportée, quoique souvent elle devienne assez pénible pour la malade, à la fin de chaque séance.

Outre la compression, administrer des douches vaginales chaudes et des lavements froids.

On constate les signes suivants : le ligament large, très douloureux auparavant, est presque indolore; à la place de l'ancienne tumeur, grosse comme un œuf de poule, on sent nettement la trompe qui a le volume d'un porte-plume à sa partie moyenne; à l'extrémité de la trompe, on trouve l'ovaire, dont le volume est à peu près le double de ce qu'il est à l'état normal.

La malade n'éprouve plus aucune douleur dans l'abdomen.

Labadie-Lagrave.

Dans les salpingo-ovarites simples avec ou sans endométrites, employer la dilatation suivie du curettage et du drainage à la gaze iodoformée.

Maintenir la dilatation par la gaze pendant trois semaines ou un mois, et ne la cesser que lorsque l'écoulement purulent a disparu.

A la suite de pressions exercées sur les tumeurs salpingées, la cavité utérine étant préalablement lavée, on voit souvent s'écouler par le col des flots de pus qui ne peuvent provenir que de la trompe.

Les résultats de la dilatation suivie de curettage et de drainage sont excellents : disparition de la tumeur, de l'écoulement, des douleurs locales et irradiées, amélioration de l'état général sérieusement compromis avant l'opération.

La capillarité de la gaze iodoformée a une grande importance : la gaze agit par antisepsie et peut avoir une action à distance sur la nutrition du tissu utérin et des annexes, propriétés attribuées au drain de caoutchouc préconisé par certains auteurs.

SARCOMES DE L'UTÉRUS.

Terrillon.

L'*hystérectomie vaginale* étant rarement praticable, vu le grand volume que prend si rapidement le corps utérin, c'est à l'*hystérectomie sus-vaginale* que l'on doit le plus souvent recourir.

Sarcome interstitiel et diffus. — L'existence fréquente d'adhérences étendues rend redoutable l'hystérectomie.

Sarcome pédiculé. — Il faut bien se garder de se borner à l'ablation des tumeurs apparentes, non seulement au point de vue de la rapidité plus grande de la récidive, mais aussi eu égard aux chances de septicémie, d'hémorragie au niveau d'une ligature placée en plein néoplasme.

Sarcome intra-utérin. — Le curettage, au besoin répété plusieurs fois, constitue un pis-aller très acceptable, mais il faut s'attendre, dans les premiers jours qui le suivent, à des poussées fébriles, assez violentes, dues à l'auto-infection par les produits septiques de la cavité.

STÉNOSE CONGÉNITALE DU COL UTÉRIN.

Pozzi.

Souvent les opérations destinées à remédier à la sténose du col de l'utérus donnent lieu à des échecs. Tenter d'obtenir mieux par le procédé opératoire suivant :

Pratiquer d'abord de chaque côté du col, qui est ordinairement conique, une section de 2 ou 3 centimètres de longueur ; le col se trouve ainsi partagé en deux valves, dont chaque bord offre une certaine surface en largeur.

Sur chacune de ces tranches saignantes, tailler un petit lambeau prismatique triangulaire, en ayant soin de bien respecter les surfaces muqueuses externe et interne. Le lambeau interstitiel disparu, il en résulte une sorte d'évidement, au devant duquel on réunit les bords des muqueuses par des fils métalliques.

N'appliquer ce procédé opératoire qu'aux cas où le rétrécissement porte sur l'orifice externe ou sur le trajet canaliculaire, ce qui est encore assez fréquent.

S'il n'a pas d'action directe sur la sténose de l'isthme, il facilite toutefois le cathétérisme de cette région.

Quant à craindre des inconvénients, résultant de la division bilatérale du col, il n'y a pas à s'en préoccuper, et il n'y a pas à comparer cet état avec celui qui est la conséquence d'une déchirure pathologique. Dans ce dernier cas, les lésions ne sont généralement pas limitées aux lèvres du col et on note un tissu de cicatrice, que l'on n'observe pas quand on a fait une section aseptique.

Cette opération ne remédie pas à la sténose de l'isthme; mais elle est très utile dans les rétrécissements de la portion vaginale du col utérin.

SUBINVOLUTION UTÉRINE.

Jules Chéron.

I. Traitement médical. — Prescrire :

Teinture d'*Hydrastis*	4 gr.
Élixir de Garus............	20 —
Sirop simple............	30 —
Eau distillée............	120 —

Prendre la moitié de la dose, par jour, en quatre fois.

II. Traitement électrique. — 1° *Dispositif.* — La batterie qui fournit l'électricité est composée de vingt à soixante couples au bioxyde de manganèse. Elle est assez incommode à transporter, parce qu'elle contient du liquide; en revanche, elle est économique.

Un collecteur double permet d'utiliser successivement tous les couples pour répartir également l'usure. Le même collecteur permet de changer graduellement la direction du courant, sans choc et sans déplacement des excitateurs, la manette du collecteur qui se trouve sur le chiffre le plus faible étant toujours négative par rapport à l'autre. Il y a en outre un renverseur du courant, agissant par le simple glissement d'un levier.

A l'appareil, est annexé un galvanomètre, qui permet de s'assurer de la force du courant. Ce n'est pas là un dispositif inutile, l'usage du galvanomètre permet seul de prendre des observations sérieuses et d'un caractère scientifique.

L'appareil se compose encore d'un rhéostat et d'un métronome.

Le rhéostat, gradué de 1 à 2000 ohms et interposé entre la source d'électricité et le métronome, est une véritable caisse de résistance, formée par des bobines, que l'on peut à volonté faire traverser ou non par le courant; il atténue la puissance des couples et empêche la production d'une étincelle de rupture au contact du régulateur d'interruptions lorsqu'on fait fonctionner à la fois un certain nombre d'éléments. Quelques tours supprimés à un écran permettent d'employer ces différentes résistances fournies par les bobines et inscrites en face de chaque écran, dont le rôle est de supprimer ou de permettre le passage du courant à travers les bobines, suivant qu'il établit ou non le contact.

Le métronome se compose d'un mouvement d'horlogerie, qui actionne un balancier horizontal, terminé à chacune de ses extrémités par une pointe métallique. Ces pointes plongent alternativement dans une petite cuve à mercure, de sorte que lorsque les électrodes sont en place, l'une, la positive est dans le col de l'utérus; l'autre, la négative est appliquée sur l'abdomen : le contact de la pointe métallique avec le mercure ferme et établit le courant. Comme ce contact n'a lieu qu'à chaque mouvement du balancier, le passage du courant est intermittent et instantané. En ayant soin de régler l'instrument, de façon à ce que la pointe métallique ne fasse qu'effleurer le mercure, on obtient un choc d'une brièveté extrême et dont la durée est pour ainsi dire inappréciable.

On peut avec ce métronome avoir des interruptions de toute durée : il suffit de régler convenablement le balancier. Elle est en général d'une seconde.

Sa durée d'interruption est naturellement égale à celle de reprise du courant.

2° *Mode d'application.* — a) *Électrode positive.* — Des deux électrodes, l'une, la positive, est destinée à pénétrer, si cela se peut, dans le col même de l'utérus.

Si cela n'est pas possible, soit parce que le canal cervical est trop étroit, soit parce qu'il est dévié, on la place dans le cul-de-sac postérieur.

Elle consiste en une sonde métallique en cuivre ou en platine, garnie d'un corps isolant, excepté à ses extrémités, dont l'une, celle qui est destinée à être introduite dans le col ou dans le cul-de-sac, est renflée en forme de cylindre plein. Cette extrémité interne est recouverte d'un linge fin ou de coton absorbant, afin d'atténuer l'action chimique qui se produirait au contact du cuivre sur la muqueuse, ce qui altérerait l'électrode.

On doit avoir soin de plonger dans l'eau chaude cette extrémité interne de l'électrode pour faciliter le passage du courant.

Par son autre extrémité, elle est reliée par le fil conducteur au pôle positif de la pile.

b) *Électrode négative.* — L'électrode abdominale ou négative est appliquée sur la paroi antérieure du ventre, au niveau de la tumeur ; elle doit être à large surface et formée d'une substance bonne conductrice. On peut employer à cet effet une plaque de plomb ou d'étain flexible, perforée de trous à égale distance les uns des autres, recouverte d'une couche d'amadou et d'une peau de daim ou de chamois. Cette électrode doit également être plongée dans l'eau chaude, pour faciliter le passage de l'électricité.

Voici les raisons pour lesquelles il faut placer le pôle positif sur l'utérus, et non le pôle négatif : c'est parce qu'il ne faut pas se préoccuper du tout de l'électrolyse chimique; ce n'est pas à dire qu'il n'y ait pas de résultats chimiques et nutritifs produits, mais ce qu'on recherche ce sont les secousses et le resserrement des vaisseaux. Or, le courant descendant, celui qui va du pôle positif au pôle négatif, congestionne plus que le courant ascendant. Puis, avec le courant ascendant, la petite étincelle et la sensation de brûlure qui se produit au moment de la rupture du courant s'établit au niveau de la peau de l'abdomen : elle est ainsi plus supportable que si elle avait lieu au niveau de la matrice elle-même.

3° *Intensité du courant.* — L'intensité du courant est variable de 25 à 60 milliampères. Les intensités faibles sont employées au début du traitement et on augmente progressivement la force du courant.

4° *Nombre et durée des séances.* — Le nombre des séances est variable suivant la rapidité des effets que l'on veut atteindre, les exigences de la vie sociale, la tolérance de la malade. Il ne faut pas qu'elles soient trop répétées, ni trop espacées. Trois fois par semaine est un nombre suffisant au début.

La durée des séances doit être courte; au début, de cinq à six minutes environ, puis, à mesure qu'il y aura accoutumance, on en viendra à des séances de quinze à vingt minutes.

En général, pourvu qu'on observe ces ménagements, les malades supportent bien ce genre de traitement, et les petits agacements nerveux qui peuvent exister au début disparaissent rapidement.

SUPPURATIONS PELVIENNES.

Le Dentu.

N'admettre l'hystérectomie vaginale que quand il existe des poches purulentes multiples dont l'extirpation serait impraticable ou secondairement à une laparotomie insuffisante.

Terrier et Hartmann.

Faire la *laparotomie* (1), de préférence à l'*hystérectomie* (2).

Si l'on rencontre des foyers pelviens, accessibles par le vagin, les traiter par la simple incision vaginale.

N'admettre l'opération de Péan que dans les cas très graves de pelvi-péritonite suppurée, compliquant les salpingites bilatérales ou dans les récidives après l'ablation des annexes par la laparotomie.

Péan.

Les suppurations pelviennes qui ont pour point de départ l'appareil génital interne de la femme peuvent être divisées en :

1° *Suppurations types*; il n'existe pas d'autres lésions pelviennes que la suppuration.

2° *Suppurations mixtes*, accompagnées d'une affection quelconque des organes voisins : sténose vaginale ou utérine, tumeur utérine.

3° *Suppurations compliquées*, avec ouverture du foyer dans une cavité splanchnique.

(1) Voyez *Laparotomie*, p. 145.
(2) Voyez *Hystérectomie*, p. 110.

Les plus difficiles à traiter sont celles qui durent depuis longtemps et qui ont provoqué des désordres graves du côté de l'utérus et de ses annexes.

La discussion relative au meilleur mode de traitement porte sur la question suivante : Vaut-il mieux enlever les annexes seules par la voie abdominale en laissant l'utérus en place, ou enlever l'utérus et les annexes par la voie vaginale?

TRAITEMENT PAR L'EXTIRPATION DE L'UTÉRUS ET DES ANNEXES. — L'extirpation de l'utérus et des annexes par la voie vaginale (méthode de Péan) est préférable à l'extirpation isolée des annexes par la voie abdominale, pour les raisons suivantes :

a) Elle est d'une exécution facile dans les cas simples, beaucoup plus facile dans les cas graves compliqués.

b) Elle est plus fidèle dans ses résultats, permet beaucoup mieux d'évacuer complètement les foyers purulents, de les laver et de les drainer ; elle expose moins à la continuation et aux récidives du processus.

c) Elle donne une voie plus favorable à l'écoulement du pus et des liquides morbides.

d) Elle n'expose pas à la suppression d'une fonction qu'il serait possible de conserver; car, par des incisions exploratrices convenablement faites dans les culs-de-sac vaginaux, on peut se rendre compte de l'unilatéralité ou de la bilatéralité des lésions et régler son intervention.

e) La mortalité est presque nulle et les résultats éloignés sont plus favorables qu'avec l'extirpation abdominale.

f) Elle supprime les dangers d'éventration avec lesquels il faut compter à la suite des laparotomies.

g) Dans les suppurations pelviennes mixtes et compliquées, l'extirpation par la voie vaginale est la seule méthode qui convienne : la technique opératoire comporte des modifications légères d'après la nature des affections concomitantes et des complications.

Lucas Championnière.

Dans les cas de pelvi-péritonite avec poches anfractueuses, admettre l'hystérectomie vaginale.

L'impossibilité du diagnostic doit faire préférer la laparotomie, qui, avant d'être curatrice, est une opération de contrôle et qui permet de s'arrêter à temps.

G. Richelot.

Les indications de l'hystérectomie vaginale dans le traitement des suppurations sont semblables à celles de l'ablation des annexes par la laparotomie, à la condition expresse que les lésions soient bilatérales. Il ne doit être question d'hystérectomie vaginale que dans les cas nécessitant sûrement l'ablation bilatérale des annexes, elle n'oblige pas les malades au port continuel d'une ceinture.

Toujours se servir de pinces à demeure qui ne donnent aucun mécompte, n'ayant jamais dérâpé et ayant toujours assuré l'hémostase.

Enfin opérer toujours par morcellement.

En cas de suppuration, faire l'ablation totale des annexes; autrement faire l'ablation unilatérale; enfin, quelquefois on peut laisser trompes et ovaires.

La rétraction s'opère avec une promptitude remarquable, sans accidents de rétention et sans fistules.

C'est une opération qui paraît bien supérieure aux incisions préconisées par Laroyenne.

Quant au parallèle à établir entre l'*hystérectomie* et la *laparotomie*, faute de bien connaître l'opération, on a été au début tenté d'exagérer la gravité opératoire de la *castration utérine*. D'ailleurs, les deux opérations ne s'opposent pas, mais se complètent. C'est quand les adhérences inextricables ont rendu l'opération par l'abdomen impossible, que l'hystérectomie donne les meilleurs résultats.

Quelquefois on est obligé de faire une castration utérine, après avoir fait la *salpingotomie* : si elle n'a pas suffi à guérir les malades, c'est qu'il y a des utérus qui ne s'atrophient pas après l'ablation des annexes et qu'il faut enlever. On peut, ainsi, enlever un organe inutile et nuisible; on a la faculté de largement drainer.

Ma conclusion est donc que dans les suppurations complexes de la cavité pelvienne, l'*hystérectomie vaginale* est la méthode de choix ; plus sûrement efficace et plus bénigne que la laparotomie, elle a sur cette dernière une supériorité incontestable. Dans les affections non suppuratives, la *laparotomie* peut donner de très bons résultats.

Dans les grandes suppurations de la cavité pelvienne, l'hystérectomie vaginale est supérieure à l'ablation des annexes par la voie abdominale.

Il faut ajouter que l'hystérectomie vaginale est plus bénigne dans ses suites. Parfois, la laparotomie est impuissante et dangereuse.

Il y a impossibilité d'achever l'opération. Dans ces cas, il faut recourir à l'hystérectomie vaginale.

Reclus.

Dans les cas de suppurations très étendues avec des adhérences nombreuses dans le bassin, l'*hystérectomie* est l'opération de choix. La *laparotomie* est impossible.

On ne peut enlever toutes les poches purulentes. Dans ces cas, il faut intervenir par le vagin.

Paul Segond.

Dans le traitement des suppurations pelviennes, les interventions graves comme la *laparotomie* ou l'*hystérectomie* seront toujours scrupuleusement réservées aux femmes chez lesquelles il est impossible de se contenter d'une chirurgie plus conservatrice, soit qu'on ait la conscience d'en avoir épuisé les ressources, soit que l'urgence du cas particulier défende toute temporisation.

L'*hystérectomie* (1) est indiquée dans tous les cas de suppuration pelvienne qu'il est aujourd'hui classique de traiter par la *laparotomie* avec ablation bilatérale des annexes.

Ses résultats thérapeutiques sont bons et durables; nombre de fois, on triomphe des lésions suppuratives les plus graves; les opérées ont même plus de sécurité et de satisfaction sans cicatrice qu'avec le plus séduisant des surjets; enfin l'hystérectomie est souvent moins grave que la laparotomie.

Peyrot.

Il y a des cas où la laparotomie est impraticable et où convient l'opération de Péan.

L'hystérectomie vaginale donne quelquefois lieu à la production d'empâtements péri-vaginaux et à des douleurs abdominales.

Bouilly.

Il ne faut accepter l'hystérectomie vaginale que quand la laparotomie est impraticable.

L'hystérectomie vaginale est la méthode d'excep-

(1) Voyez *Hystérectomie*, p. 110.

tion, la laparotomie doit rester la méthode de choix.

Bazy.

Les indications de l'hystérectomie vaginale pour suppurations pelviennes seraient les cas graves, rebelles, compromettant la vie des malades, avec état général tel que la laparotomie paraît une opération redoutable et les cas où, les lésions étant d'ailleurs anciennes et indiquant la laparotomie, il existe des orifices fistuleux dans le vagin.

Terrillon.

L'*hystérectomie vaginale* est supérieure à la laparotomie dans les cas d'adhérences de l'intestin et de l'épiploon à la paroi abdominale et à la poche purulente, dans les cas où il semble impossible de faire par la laparotomie l'ablation de lésions fistuleuses anciennes et de grosses poches purulentes très adhérentes au voisinage.

Mais la *laparotomie* est l'opération de choix dans les petites collections bien limitées et peu adhérentes.

Pozzi.

L'hystérectomie vaginale ne peut être acceptée que secondairement, après une laparotomie qui aurait donné un résultat incomplet.

Prengrueber.

I. Traitement médical. — Avant d'avoir recours à l'intervention opératoire, on épuisera les moyens médicaux en usage contre les inflammations et les suppurations péri-utérines. L'échec de cette médication motivera donc, seul, l'emploi du traitement chirurgical.

II. Traitement chirurgical. — Quel procédé opératoire adoptera-t-on? L'ancienneté plus ou moins grande, le volume, le siège et la forme de la tumeur en motiveront le choix :

1° La tumeur est récente, modérée de volume, régulière, mobile et accessible plus facilement par le ventre que par le vagin; pratiquer la *laparotomie* suivie d'une *salpingectomie*, qui assure mieux la sécurité de la guérison.

2° La tumeur, bien que récente, est irrégulière et saillante dans le vagin; pratiquer l'opération de Bernutz, c'est-à-dire une large incision de la poche purulente par le vagin, suivie d'un grand lavage et du drainage.

3° La tumeur est ancienne, irrégulière, saillante dans le vagin, mais mal limitée du côté de l'abdomen; pratiquer alors l'opération de Péan, l'*hystérectomie vaginale*; elle permet seule d'assurer l'évacuation et la désinfection complète du foyer. Au reste, chemin faisant, on pourra constater que l'ouverture du cul-de-sac postérieur du vagin suffit seule pour obtenir les résultats cherchés. On peut alors s'arrêter après l'ouverture de la poche, désinfecter cette dernière, la drainer et conserver l'utérus.

SYPHILIS CHEZ LA FEMME.

Fournier, Besnier, Hallopeau, Balzer.

Différents traitements, ayant chacun leur valeur, répondent à des indications particulières; les principaux sont : le traitement par le *mercure*, le traitement par l'*iodure de potassium*, le traitement par l'*huile grise benzoïnée* (1).

TAILLE CHEZ LA FEMME.

Tillaux.

La taille urétrale est-elle meilleure que la taille vaginale ?

La *taille urétrale* est d'une extrême simplicité ; elle n'intéresse pas le corps de la vessie, mais peut être suivie d'incontinence d'urine.

La *taille vaginale*, plus difficile, évite l'incontinence, mais entraîne une opération secondaire pour fermer la fistule vésico-vaginale qu'elle produit.

L'une et l'autre ont donc leurs bons et leurs mauvais côtés (2).

TAMPONNEMENT DU VAGIN.

Duplay.

Avant de procéder au tamponnement complet du vagin, vider la vessie par le cathétérisme et débarrasser le rectum à l'aide d'un lavement. Puis pratiquer une grande irrigation vaginale avec un liquide antiseptique chaud, de manière à entraîner les caillots de sang hors du vagin ; en même temps aider à l'hémostase par l'action de la chaleur.

Le spéculum de Sims étant mis en place, introduire

(1) Voyez Paul Lefert, *La pratique syphiligraphique*, article *Syphilis*.

(2) Voyez Paul Lefert, *La pratique des Maladies des Voies urinaires*, article *Taille*.

les tampons (qui doivent être de la grosseur d'une petite noix et munis d'un fil), en procédant de la manière suivante :

Le premier tampon sera appliqué dans le cul-de-sac postérieur, et comme il est généralement insuffisant pour remplir ce cul-de-sac, on en applique un ou plusieurs autres, jusqu'à ce que ce cul-de-sac soit comblé. On procède de même en avant et latéralement, et c'est seulement lorsque le fond du vagin, au pourtour du col, ne présente plus de vide que l'on obture l'orifice du col, à l'aide d'un tampon sur lequel on en accumule d'autres, en ayant soin de ne laisser entre eux aucun interstice. On doit donc les serrer avec une certaine force, sans cependant les tasser violemment.

Lorsque la partie profonde du vagin est ainsi exactement remplie, on réunit tous les fils des tampons en un faisceau que l'on ramène dans un des plis inguinaux. Puis on achève le tamponnement avec les mêmes précautions et en retirant peu à peu le spéculum, à mesure que la cavité vaginale se remplit. On peut, à la rigueur, pour cette dernière partie du tamponnement, se servir de tampons non munis de fils.

Après que le vagin aura été rempli de ouate jusqu'à la vulve, appliquer sur celle-ci trois ou quatre compresses et maintenir le tout avec un bandage en T.

Ainsi pratiqué, le tamponnement du vagin constitue un tout solide, sur lequel les parois vaginales s'appliquent d'une façon exacte. Il doit donc rester sec et, s'il s'imbibe de sang, c'est qu'il est insuffisant ou mal appliqué, et on ne doit pas hésiter à le recommencer.

Le tampon doit rester en place au moins douze heures ; mais on peut le laisser davantage, vingt-quatre, trente-six, quarante-huit heures. Dans ce dernier cas, on devra veiller à la miction ; on enlèvera donc quelques tampons de ouate, les plus superficiels, pour sonder la malade, puis on les remplacera par d'autres.

Pour enlever complètement les tampons, saisir ensemble tous les fils, et exercer une traction douce et continue, de manière à extraire le tout d'une seule pièce. Au besoin, s'aider d'un doigt introduit dans le vagin.

Au lieu d'employer des tampons isolés, on peut encore se servir de tampons reliés entre eux et disposés en *queue de cerf-volant*.

Les tampons de ouate ou de gaze sont alors attachés avec le même fil, en les séparant par un intervalle de 15 à 20 centimètres. Cette dernière condition est fréquemment omise et cependant il est nécessaire que les tampons soient ainsi espacés, pour que leur placement puisse se faire convenablement.

Pour faire le tamponnement *en queue de cerf-volant*, on commence par introduire le premier tampon qui est fixé à l'extrémité du fil, puis, lorsqu'il est en place, on introduit le tampon qui occupe le second rang, puis le troisième et ainsi de suite, jusqu'à ce que l'on ait épuisé la queue de cerf-volant. Or, si les tampons n'étaient pas suffisamment espacés, au moment où l'on place un tampon quelconque, le suivant masquerait le champ visuel et empêcherait de voir ce que l'on fait. L'intervalle de 15 à 20 centimètres permet, au contraire, d'introduire chaque tampon comme s'il était isolé.

L'extraction de la queue de cerf-volant se fait sans difficulté; en tirant sur l'extrémité du fil qu'on a laissé pendre hors de la vulve, on extrait successivement les tampons dans l'ordre inverse de leur introduction.

TOUX UTÉRINE.

Jules Chéron.

Prescrire :

Nº 1.	Infusion de café noir.......	120 gr.
	Sirop simple..............	60 —
	Valérianate de caféine......	1 —

Une cuillerée à bouche, une demi-heure avant chaque repas.

Nº 2.	Valérianate de quinine......	1 gr.
	Extrait de réglisse..........	Q. S.

Pour vingt pilules. — Prendre une pilule avant chaque repas.

TUMEURS PÉRI-UTÉRINES.

Paul Segond.

L'*ovariotomie vaginale* semble indiquée.

Mais, il ne faut pas enlever le kyste sans enlever en même temps l'utérus.

Cette hystérectomie vaginale est surtout indiquée dans les tumeurs ovariques bilatérales. Tout d'abord on n'a fait pareille opération que pour des erreurs de diagnostic.

Dans quelques cas restreints, si le volume des tumeurs n'atteint pas l'ombilic, si les lésions sont bilatérales, enfin si l'intervention radicale est indiquée, l'hystérectomie vaginale est une bonne opération. L'ablation de l'utérus n'aggrave pas le pronostic de l'opération ; celle-ci ne provoque pas d'accidents nerveux. Le manuel opératoire est le même que celui des hystérectomies pour fibromes(1).

Lorsque les tumeurs tombent dans les culs-de-sac, il faut enlever d'abord ces tumeurs, puis l'utérus; lorsque les tumeurs repoussent l'utérus en bas, il faut faire d'abord l'hystérectomie.

TUMEURS DU SEIN.

Tillaux.

L'intervention chirurgicale est toujours indiquée.

Avec le temps, les tumeurs du sein augmentent de volume.

On peut tenter la compression, seulement contre un noyau de mammite. Autrement, point de temporisation.

Kirmisson.

Tumeurs malignes. — L'opération doit être faite avec le bistouri.

Toutes les précautions antiseptiques prises, la région axillaire rasée, le champ opératoire soigneusement lavé, le chirurgien circonscrit la tumeur dans une incision elliptique en forme de raquette plus ou moins allongée dont la queue se trouvera avantageusement dirigée jusque dans l'aisselle, suivant le bord inférieur du grand pectoral.

L'incision de la peau terminée, on dissèque la glande mammaire, qu'il faut sans hésiter et toujours enlever dans sa totalité, en ayant soin de ne pas laisser ces lobules erratiques de la glande, siège fréquent de récidives locales; la tumeur, isolée de ses connexions

(1) Voyez, plus haut, *Hystérectomie*, p. 110.

avec la peau, sera de même séparée attentivement du muscle pectoral, que l'on ne craindra pas d'entamer superficiellement pour ne pas laisser les débris de son aponévrose souvent envahie.

Enfin l'opération sera terminée par un curage attentif du creux axillaire, curage opéré bien plutôt par dissection que par énucléation.

TUMEURS DE L'UTÉRUS.

Péan.

I. Traitement par la voie vaginale. — Quels que soient le siège, la consistance, la nature, les difficultés opératoires des tumeurs utérines, que la tumeur soit kystique, fibromateuse ou cancéreuse, intra-utérine ou péritonéale, du moment que leur volume ne dépassé pas la tête du fœtus à terme, c'est à la voie vaginale qu'il faut recourir de préférence, avec incision de l'utérus ou des culs-de-sac péritonéaux, si cela est nécessaire, pour donner au diagnostic la précision qui manque dans les cas douteux, et pour aborder ces tumeurs toutes les fois que le traitement chirurgical est indiqué.

C'est d'ailleurs toujours à la méthode de morcellement qu'il faut avoir recours.

II. Traitement par la voie abdominale. — Si, au contraire, la tumeur est interstitielle ou multilobée, il faut placer un lien sur le corps de l'utérus et ses annexes et les enlever. En pareil cas, le col et une petite portion du corps, sous-jacente à la ligature forment un moignon plus ou moins long qu'il convient, suivant les cas, de fixer à l'angle inférieur de la plaie abdominale (*méthode extra-péritonéale*), ou de réduire après l'avoir ou non recouvert du péritoine voisin (*méthode intra-péritonéale*). A cause de ses avantages, la méthode extra-péritonéale a été considérée comme la méthode de choix par la plupart des chirurgiens.

Cependant, il y a des malades chez lesquelles le moignon est tellement large et court que cette méthode n'est pas applicable.

Enfin, il est des cas où la tumeur occupe à la fois le corps et le col de l'utérus et où il ne faut pas hésiter à recourir à l'ablation totale de l'organe.

Depuis 1869, nous avons fréquemment pratiqué cette opération, mais nous avons modifié notre manuel opératoire, et voici actuellement comment nous procédons :

Après avoir ouvert l'abdomen, nous attirons la tumeur au dehors, à l'aide d'un trocart long et courbe. Nous plaçons ensuite un lien en caoutchouc au-dessous d'elle, le plus près possible du col. Nous fixons ce lien avec des pinces à mors-longuets et nous réséquons toute la portion sus-jacente de la tumeur à quelques centimètres au-dessus de lui.

S'il y a plusieurs lobes, nous les enlevons après avoir successivement appliqué des liens de caoutchouc le plus bas possible.

Lorsqu'il ne reste plus que le col et la partie inférieure du corps de l'utérus, nous avons soin, quand cela est nécessaire, de dégager la vessie et le rectum et de pincer ou de lier les petits vaisseaux qui leur appartiennent.

Nous plaçons ensuite, soit au-dessus, soit au-dessous du lien en caoutchouc, suivant les cas, un fil métallique que nous serrons fortement et que nous tordons à l'aide d'un ligateur spécial. Grâce à ce ligateur, le lien métallique se rompt, après quelques tours de torsion, juste à un centimètre en dehors de l'utérus. Nous réséquons alors le moignon aussi près que possible du lien métallique, en ayant soin d'éviter la muqueuse, afin de diminuer le plus possible son volume, sans exposer cependant le lien à l'abandonner, puis nous réduisons le moignon et nous fermons par suture la plaie abdominale.

Il ne nous reste plus alors qu'à enlever le col de l'utérus, le moignon et le lien métallique. Cette extirpation se fait aisément par la voie vaginale, en suivant les règles que nous avons depuis longtemps posées pour l'ablation des petites tumeurs utérines, c'est-à-dire en ayant recours au pincement des ligaments larges et au morcellement.

En raison des résultats obtenus depuis quelques années par cette nouvelle méthode d'ablation totale de l'utérus, on peut poser les conclusions suivantes :

Toutes les fois qu'il est indiqué d'enlever une grande tumeur fibreuse ou fibro-cystique, interstitielle du corps de l'utérus, il convient de recourir à la méthode d'ablation totale de cet organe par la voie abdominale et par la voie vaginale combinées.

Cette méthode permet d'enlever l'utérus malade et ses annexes plus rapidement que les méthodes intra- et extra-péritonéales.

Elle agrandit le domaine de la chirurgie, en augmentant le nombre des guérisons.

TUMEURS DES TROMPES ET DES OVAIRES.

Péan.

Les tumeurs des trompes, si elles sont unilatérales, seront attaquées en disséquant le col de l'utérus du côté malade jusqu'aux culs-de-sac péritonéaux, en pinçant le ligament large par étages successifs.

Arrivé là, on incisera la poche salpingienne entre

les deux feuillets du ligament large. L'incision sera large, pour permettre d'évacuer tout le liquide contenu et pour y introduire un tube en canon de fusil, qui assurera le drainage et sera fixé au col de l'utérus par un point de suture métallique.

Dans les cas douteux, on n'hésitera pas à ouvrir le cul-de-sac péritonéal, pour aller faire le toucher des organes ligamenteux et reconnaître s'il y a des adhérences et si les deux trompes sont malades.

En cas de bilatéralité des lésions, il vaudra mieux enlever l'utérus et les trompes. Cela sera plus utile que de se contenter de l'ablation des trompes et d'être forcé de pratiquer plus tard une hystérectomie secondaire. Quelquefois, après l'ouverture d'un kyste des trompes, on pourra en suturer les lèvres à celles de l'incision vaginale.

Les affections diverses des trompes, des ovaires, les tumeurs des ligaments larges, les péritonites pelviennes, les tumeurs végétantes du péritoine pelvien doivent être traitées chirurgicalement par la voie vaginale.

Si les tumeurs sont limitées à l'un ou l'autre de ces organes, on se contentera de l'extirper.

Si, au contraire, elles ont envahi la surface de l'utérus et des annexes, si tout est englobé dans des adhérences multiples, il faudra, sans hésiter, extirper tout l'appareil utéro-ovarien. Cette méthode est la seule qui permette de faire le diagnostic de certaines affections rares, comme les kystes de la paroi antérieure du rectum et ceux du bas-fond de la vessie, et de les traiter facilement.

TYMPANITE.

Jules Chéron.

La tympanite est une complication fréquente des affections de l'appareil utéro-ovarien. Tantôt elle existe d'une façon à peu près continue, tantôt, au contraire, elle se montre de préférence pendant la période cataméniale et pendant les jours qui précèdent ou qui suivent les règles. Elle coïncide habituellement avec des lésions inflammatoires du canal cervical, avec les déviations utérines ou avec la pelvi-péritonite chronique. Bien qu'elle ne présente pas généralement de gravité, elle est assez gênante pour les malades et demande un traitement spécial, en attendant la guérison de l'affection utéro-ovarienne primitive.

C'est par la pratique régulière et méthodique de l'antisepsie intestinale qu'on combat le plus efficacement la tympanite.

Le naphtol β et le salol sont trop souvent irritants pour l'estomac et, par suite, difficilement tolérés.

Le benzo-naphtol (combinaison du naphtol β avec l'acide benzoïque) est une préparation plus recommandable. On le conseille de la façon suivante :

Benzo-naphtol.....................	20 gr.

En vingt cachets. — Prendre deux cachets après chaque repas.

Tympanite compliquée de dyspepsie. — S'il existe, en même temps que la tympanite intestinale, de la dyspepsie gastrique, donner la préférence aux cachets suivants :

Carbonate de bismuth.............	20 gr.
Pepsine..........................	2 —
Pancréatine......................	1 —

En vingt cachets. — Prendre un cachet immédiatement après chaque repas.

A ces moyens, il convient d'associer le charbon granulé qui est facile à prendre et qui, contrairement au charbon en poudre, absorbe très bien les gaz formés en quantité exagérée dans le tube digestif. On le prescrit ainsi qu'il suit :

Charbon granulé	200 gr.

Prendre une cuillerée à soupe, deux heures après chaque repas

Tympanite compliquant une pelvi-péritonite. — La teinture de *Thuya occidentalis* donne de bons effets (X à XXX gouttes).

ULCÉRATIONS DU COL DE L'UTÉRUS.

Terrillon.

Les ulcérations ne sont qu'un mythe, en dehors, bien entendu, des ulcérations spécifiques.

Il s'agit toujours, dans ces cas, de *métrites* diverses.

Il n'y a donc qu'à soigner la métrite, sans s'occuper de ces ulcérations apparentes, et celles-ci disparaissent quand le reste est guéri.

Surtout ne pas abuser des cautérisations.

Jules Chéron.

Ulcérations chez les arthritiques. — Imbiber un pinceau avec :

Acide formique pur	5 gr.
Alcool à 48°	15 —

Toucher perpendiculairement avec le bout du pinceau toute la partie malade des lèvres du col.

Répéter ces attouchements tous les cinq jours.

Si l'épithélioma tend à se reformer trop promptement, employer avec précaution l'acide formique pur.

Ulcérations chez les lymphatiques. — Badigeonner le canal cervical avec un tampon de ouate imbibé de perchlorure de fer à 1/30, deux fois par semaine.

Pour éviter les érosions, insuffler après le badigeonnage de la craie préparée.

Marfan.

Prescrire :

Glycérolé d'amidon (bien lié)......	60 gr.
Iodoforme	6 —
Essence de menthe poivrée......	Q. S.

Imbiber un tampon de coton hydrophile de cette préparation et l'appliquer sur le col malade. Maintenir ce tampon, en appliquant ensuite des tampons secs.

Renouveler le pansement toutes les vingt-quatre heures : le faire précéder d'un lavage vaginal.

Les crayons d'iodoforme, introduits dans l'utérus et laissés à demeure, ont aussi d'excellents effets.

VAGINISME.

Tillaux.

I. Traitement médical. — Administrer des calmants locaux, tels que le bromure de potassium, à la dose de 2 grammes par jour.

Faire la dilatation simple.

II. Traitement chirurgical. — L'incision de l'hymen et la dilatation forcée sous le chloroforme échouent souvent.

Manuel opératoire. — Endormir la malade, exciser l'hymen ou les caroncules myrtiformes, introduire dans le vagin l'index et le médius de la main gauche, les écarter l'un de l'autre pour distendre la fourchette. Pratiquer alors une incision profonde et oblique vers le raphé, de chaque côté de la ligne médiane; la plaie prend alors la forme d'un V.

Dilater le vagin avec les doigts, le remplir avec de la gaze iodoformée, qu'on enlève au bout de trois jours.

Faire porter ensuite un dilatateur plusieurs heures par jour.

Pozzi.

I. Traitement médical. — Antispasmodiques : bains de son, tous les jours.

Traitement hydrothérapique.

Bromure de potassium.

Matin et soir, appliquer un suppositoire avec :

Nº 1.	Chlorhydrate de cocaïne.....	0 gr. 25
	Beurre de cacao............	4 —
Nº 2.	Extrait de ratanhia...........	2 gr.
	Beurre de cacao..............	5 —

Prescrire comme pommade :

Iodoforme..........................	2 gr.
Beurre de cacao....................	2 —
Vaseline	15 —

Introduire dans le vagin une mèche enduite de cette pommade.

II. Traitement chirurgical. — Si le vaginisme

est dû à l'hyperesthésie et à l'étroitesse de la vulve, pratiquer une opération ayant pour but à la fois et d'agrandir la vulve et de déplacer la surface hyperesthésique, sur laquelle devait s'exercer le premier effort du membre viril.

Voici comment il faut procéder, sous l'anesthésie :

Inciser d'abord l'hymen avec des ciseaux, puis faire la dilatation forcée de la vulve avec le spéculum de Trélat; pratiquer ensuite de droite à gauche une incision latérale, à l'union du tiers inférieur et des deux tiers supérieurs de l'orifice vulvaire. Cette incision, longue de 3 à 4 centimètres, dépasse un peu plus en bas qu'en haut la ligne d'insertion de l'hymen et forme avec elle une croix. Elle met à nu les fibres du constricteur et divise leur couche superficielle, dans une épaisseur de 2 à 3 millimètres.

Enfin, faire la dissection des lèvres de la plaie, de manière à produire leur écartement; donner ainsi peu à peu à l'incision primitive la forme d'un losange allongé, à grand axe parallèle au bord de l'orifice vulvaire.

Réunir alors la plaie opératoire de manière à obtenir une ligne de suture qui croise perpendiculairement à la direction de l'incision primitive et se trouve reportée en dehors du point qui occupe l'insertion de l'hymen et qui marque l'orifice primitif de la vulve. La suture attire la muqueuse vaginale jusqu'au niveau de l'angle inférieur de l'incision faite au commencement de l'opération.

On obtient de la sorte un agrandissement de la vulve, que l'on peut graduer à son gré, et on produit un léger renversement de la muqueuse vaginale en dehors de l'orifice, de manière à soustraire au frottement du coït la zone d'où partent les actions réflexes.

VAGINITE.

Dujardin-Beaumetz.

Introduire dans le vagin un tampon de ouate imbibé du mélange suivant :

Eau de chaux..................	2 parties
Baume de Gurjun..............	1 —

et le laisser vingt-quatre heures en place.

Faire des injections avec :

N° 1.	Chloral..................	20 gr.
	Eau......................	200 —
N° 2.	Permanganate de potasse....	0 gr. 15
	Eau distillée..............	500 —
N° 3.	Résorcine................	15 gr.
	Eau......................	1500 —
N° 4.	Sulfate de cuivre..........	25 gr.
	Eau......................	1 litre
N° 5.	Teinture d'iode........	20 à 40 gr.
	Iodure de potassium.......	Q. S.
	Eau distillée..............	1000 gr.
N° 6.	Acide salicylique..........	1 gr.
	Alcool à 90°..............	10 —
	Eau distillée..............	100 —
N° 7.	Sulfate de fer............	10 gr.
	Eau......................	500 —

Une cuillerée à bouche dans 1 litre d'eau froide, pour chaque injection.

Jules Chéron.

Appliquer, tous les jours, des tampons de ouate hydrophile, imbibés avec l'émulsion suivante :

Dermatol	20 gr.
Glycérine neutre	200 —

On peut encore prescrire :

Acide borique....................	80 gr.
Glycérine neutre	120 —

Faire dissoudre à chaud.

Introduire dans le vagin des tampons de ce glycérolé.

En les retirant, pratiquer des irrigations avec de l'eau additionnée de ce glycérolé, dans la proportion de quatre cuillerées à bouche par litre.

Monod.

Vaginite blennorragique. — On obtient des résultats satisfaisants avec des injections vaginales biquotidiennes d'une solution de permanganate à 1 pour 1000.

Terrillon.

Introduire dans le vagin une pâte composée de :

Tannin	50 gr.
Vaseline	āā 150 —
Amidon.	

Pozzi.

Prescrire des irrigations d'eau bouillie, additionnée de sublimé à 1/1000. Employer la canule de verre ou le spéculum grillagé.

Après les irrigations, laisser la canule séjourner dans une solution phéniquée à 5/100.

Pratiquer une antisepsie énergique et faire des injections deux fois par jour avec une solution de sublimé à 1/2000 et introduire un tampon de gaze iodoformée.

Faire des attouchements avec le crayon à l'iodoforme.

Schwartz.

Laver le vagin, le tamponner avec un tampon de ouate hydrophile, imbibé d'acide borique. Laisser en place pendant vingt-quatre heures.

Bouilly.

Vaginite aiguë. — Grands bains prolongés, injections chaudes d'eau de pavot ou de graines de lin, additionnées d'acide borique en solution à 4 pour 100 et répétées toutes les cinq ou six heures.

Contre les symptômes douloureux, donner l'opium à l'intérieur ou additionner de quelques gouttes de laudanum le liquide des injections.

Après la chute de la période aiguë, recourir aux injections astringentes ou parasiticides : le permanganate de potasse, l'acide phénique, l'hydrate de chloral, l'acide borique, le sublimé, le tannin, le sulfate de zinc, en injections répétées trois fois par jour.

Faire des attouchements de la muqueuse avec une solution de nitrate d'argent au 1/30 et les renouveler tous les trois ou quatre jours.

Faire des insufflations de poudre d'iodoforme.

Introduire des suppositoires vaginaux iodoformés ou des tampons imbibés de glycérine et de tannin ou saupoudrés d'alun en poudre ou des sachets de mousseline contenant de la cellulose au sublimé.

Vaginite chronique. — I. TRAITEMENT LOCAL. — Le traitement ne diffère pas du traitement de la période non inflammatoire de la vaginite aiguë.

II. TRAITEMENT GÉNÉRAL. — Combiner le traitement local avec un traitement général reconstituant, les malades étant en général anémiques ou étant devenues anémiques du fait de l'affection.

Balzer.

Le rétinol (hydrocarbure, extrait de la colophane par la distillation) se présente sous forme d'un liquide, qui offre la consistance de l'huile de lin, et dont la couleur est tantôt d'un brun noir, tantôt d'un jaune doré, selon le mode de préparation.

Le rétinol a une réaction légèrement acide : il s'évapore lentement à la température ordinaire. Comme toutes les substances balsamiques, il doit être considéré comme un agent antiseptique; d'ailleurs, on accroîtra son action thérapeutique à ce point de vue, en l'additionnant d'essences diverses, de salol, de naphtol camphré, etc.

Introduit dans le vagin, il s'étale à la surface de ce conduit, en le recouvrant d'une mince couche adhérente. Il suffit pour cela d'introduire à l'aide d'un spéculum, après lavage de la muqueuse, un tampon de ouate hydrophile, imbibé de rétinol.

Ce mode de traitement donne toujours une guérison prompte.

Pour permettre aux malades de poursuivre seules le traitement de la vaginite par le rétinol, sans le secours du spéculum; faire préparer ce médicament sous la forme d'ovules solidifiés.

On peut essayer d'un mélange de rétinol et de colophane à saturation; mais cette préparation présente l'inconvénient de former, au niveau des organes génitaux externes, un magma agglutinatif très cohérent.

Au rétinol et à la colophane, on peut ajouter de la poudre de tan; mais on rencontre alors les inconvénients inhérents aux poudres insolubles : la difficulté très grande de déterger les culs-de-sac et les replis de la muqueuse à l'aide de lavages.

A la poudre de tan, substituer le borax; dans ces conditions, l'ovule présente une fusibilité parfaite; toutefois, ce mélange est d'un contact douloureux, lorsqu'il existe des ulcérations de la muqueuse, et ne peut être supporté dans certaines vaginites aigues très intenses.

Verchère.

Vaginite blennorragique. — 1° Nettoyer le vagin avec de la ouate hydrophile imbibée d'une solution de sublimé au 1/1000.

2° Tamponner avec soin le vagin et ses culs-de-sac avec de la ouate hydrophile chargée de la solution alcaline de bleu de méthylène :

Bleu de méthylène	10 gr.
Alcool	15 —
Potasse	0 — 20
Eau	200 —

3° Obturer le conduit vaginal avec des tampons de ouate sèche, destinés à maintenir le premier tampon.

Le pansement doit rester quarante-huit heures.

Puis on enlève les tampons, on pratique une abondante désinfection avec la solution de sublimé et on introduit dans le vagin, avec deux tampons, de la glycérine simple.

La muqueuse se colore; puis après quatre jours le bleu disparaît et apparaît rouge cerise.

On obtient la guérison en trois ou quatre jours.

L'application de ce topique est sans douleur, sans odeur, n'amène aucune irritation et n'offre aucun danger d'intoxication.

Il est bien toléré et peu coûteux.

VÉGÉTATIONS VULVO-VAGINALES.

Tarnier.

On a proposé : 1° l'expectation pure et simple; 2° les applications topiques; 3° la cautérisation; 4° le traitement chirurgical (ablation).

I. EXPECTATION. — Souvent, la guérison se produit spontanément; mais cette guérison n'est pas constante En outre, au cours de la grossesse, il peut être utile de réprimer une prolifération trop exubérante de la tumeur.

II. APPLICATIONS TOPIQUES. — On a employé tous les topiques; les principaux, méritant confiance, sont l'alun en poudre qui diminue les vascularisations et dessèche les lobules, le sublimé ou le sulfate de zinc.

De notre côté, nous avons essayé, pour tarir la sécrétion fétide, à peu près toutes les poudres utilisées comme desséchantes; donner la préférence au badigeonnage de la tumeur à l'aide d'une solution aqueuse concentrée de tannin à consistance sirupeuse. On obtient ainsi de meilleurs résultats, quant à la suppression de la mauvaise odeur et à la diminution des végétations.

Ce traitement n'est guère que palliatif.

III. CAUTÉRISATION. — On a essayé de guérir radicalement, en attaquant le mal par des caustiques. Le nitrate d'argent n'exerce aucune action utile; le nitrate acide de mercure est plus énergique, mais il est d'un maniement difficile; si on en laisse tomber une goutte dans le vagin, on peut créer une perforation; d'autre part, on rencontre parfois des susceptibilités telles, à l'égard des sels de mercure, qu'on a vu des femmes présenter de la salivation mercurielle, après une seule cautérisation.

On s'est servi également de beurre d'antimoine, de chlorure de zinc et d'acide chromique. Tous ont des inconvénients.

L'acide acétique agit assez bien sur les petites végétations ; il suffit d'en déposer une goutte autour du pédicule, au moyen d'une allumette taillée en pointe. C'est un moyen lent, mais assez fidèle.

En dernier lieu, on peut cautériser à l'aide du fer rouge ou du thermocautère, mais nous ne sommes pas partisan de cette manière de faire ; dans le cas où nous jugeons nécessaire de faire disparaître la tumeur, nous préférons nous adresser franchement au traitement chirurgical.

IV. Traitement chirurgical. — Il consiste dans l'ablation. C'est une question très discutable de savoir s'il faut, ou non, intervenir opératoirement.

Quelques chirurgiens pensent rendre un grand service aux femmes, en excisant les végétations qui les tourmentent le plus tôt possible, avant l'accouchement, dans la crainte de complications, lors du passage de l'enfant. C'est à tort selon nous.

Inversement, d'autres chirurgiens jugent inutile d'opérer une tumeur, puisque, d'une part, avec un peu de patience, on la voit souvent guérir spontanément et qu'on a toute chance de la voir repulluler après l'ablation, — d'autant plus que ces végétations sont très vasculaires, et qu'en les enlevant, on s'expose à des hémorragies inquiétantes, — et que, d'autre part, on court le risque, par le traumatisme opératoire portant sur la zone génitale, de provoquer une interruption prématurée de la grossesse.

Pour notre part, nous aimons mieux attendre. Il nous répugne d'opérer pendant la grossesse.

C'est une maladie bénigne ; elle ne complique pas l'expulsion fœtale ; au moment de la dilatation de la vulve et du périnée, les végétations sont repoussées sur les parties latérales.

Après l'accouchement, si la rétrocession ne s'est pas produite spontanément, alors nous nous décidons, mais non sans avoir encore laissé passer quelques semaines, pour ne pas créer une plaie opératoire au voisinage de la plaie utérine.

Une fois l'opération décidée, on peut faire la ligature, écraser avec l'instrument de Chassaignac, ou simplement exciser à l'aide du bistouri et des ciseaux. Dans ce dernier cas, le sang peut couler en abondance et l'on ne viendrait pas toujours à bout de l'hémorragie, à moins de cautériser au thermocautère les petits vaisseaux béants.

Lucas Championnière.

Prescrire l'acide phénique.

Arm. Desprès.

Toucher les végétations au chlorure de zinc.
En cas d'insuccès, faire l'ablation.

Balzer.

Le rétinol donne des résultats particulièrement remarquables, lorsqu'on veut s'opposer, à l'aide de ce topique, à la récidive des végétations, après abrasion sanglante.

VERGETURES DU SEIN.

E. Besnier.

Les vergetures, une fois formées, peuvent être traitées par l'électricité sous toutes ses formes, puis par des applications astringentes, comme le tannin ou l'eau blanche. Ces applications peuvent empêcher le travail atrophique qui succède aux ruptures des fibres du derme. Ces applications sont faites localement, au moyen de compresses, mais on peut aussi prescrire des bains de tannin, dans lesquels on fait entrer de 10 à 100 grammes de cette substance.

VULVITE.

Bouilly.

Vulvite simple. — I. TRAITEMENT LOCAL. — Grands bains, lotions répétées avec une solution d'acide borique à 4 pour 100.

Interposer entre les parties un tampon imbibé de glycérine ou de vaseline phéniquée ou boriquée.

Toucher les surfaces malades avec la solution suivante :

Nitrate d'argent..................	0 gr. 50
Eau..........................	50 —

II. TRAITEMENT GÉNÉRAL. — Prescrire les toniques et les antiscrofuleux, surtout chez les enfants.

Vulvite aphteuse. — Appliquer tous les jours de la poudre d'iodoforme sur les surfaces ulcérées et les isoler par un bourdonnet de charpie.

Vulvite folliculaire. — Toucher les ulcérations avec le crayon de nitrate d'argent, la pointe du thermocautère, la solution de chlorure de zinc à 5 pour 100 ou saupoudrer d'iodoforme.

J. Comby.

Vulvite simple. — Faire des lotions avec une décoction de feuilles de noyer, suivies d'une pulvérisation de salol entre les lèvres, avec application de ouate hydrophile.

En même temps, donner des bains sulfureux (trois par semaine).

VULVO-VAGINITE DES PETITES FILLES.

Monod.

On obtient des succès rapides et constants par l'emploi du permanganate de potasse, dont la grande efficacité contre la blennorragie chez l'homme a été démontrée.

Se servir, à la première séance, d'une solution à 1 pour 4000. La concentration du liquide est ensuite augmentée peu à peu jusqu'à 4 pour 1000.

L'enfant étant placée sur le bord d'un lit, dans la position gynécologique, on introduit à travers la fente hyméniale, jusqu'au fond du vagin, une sonde urétrale d'homme, en caoutchouc mou, qui communique avec un récipient contenant la solution médicamenteuse et placé à la hauteur d'un mètre environ au-dessus du lit. On fait passer ainsi dans le vagin un demi-litre de liquide à chaque séance. La première injection produit quelquefois une légère augmentation de l'écoulement, mais ce n'est là qu'un phénomène passager.

Ces injections sont répétées trois fois par semaine.

Dans l'intervalle des injections, les enfants prennent de grand bains.

Sous l'influence de ce traitement, l'écoulement disparaît définitivement au bout de quinze jours à un mois.

Jules Chéron.

Tous les jours, donner des bains avec 1 kilogramme de sel et 124 grammes d'amidon.

Avant chaque repas, faire prendre une cuillerée à café de :

Sirop de Tolu	150 gr.
Bromure de potassium	5 —
Teinture d'iode	1 —

J. Comby.

Faire pénétrer un topique antiseptique dans le vagin.

Donner la préférence à de petits crayons ou à des bougies de 2 à 3 millimètres de diamètre, contenant 10 centigrammes de salol par gramme de beurre de cacao.

On introduit les bougies ou les crayons par le vagin, à travers l'orifice hyménial, et on les y abandonne. Cette manœuvre sera renouvelée deux ou trois fois par semaine.

Applications locales de nitrate d'argent au 1/50.

Veiller à la propreté extrême de l'enfant et de ceux qui la soignent.

TABLE DES AUTEURS.

Terrillon.

Tillaux.

Tuffier.

Verneuil.

Verchère.

TABLE DES MATIÈRES.

ANGERS, IMPRIMERIE BURDIN ET Cie, RUE GARNIER, 4.

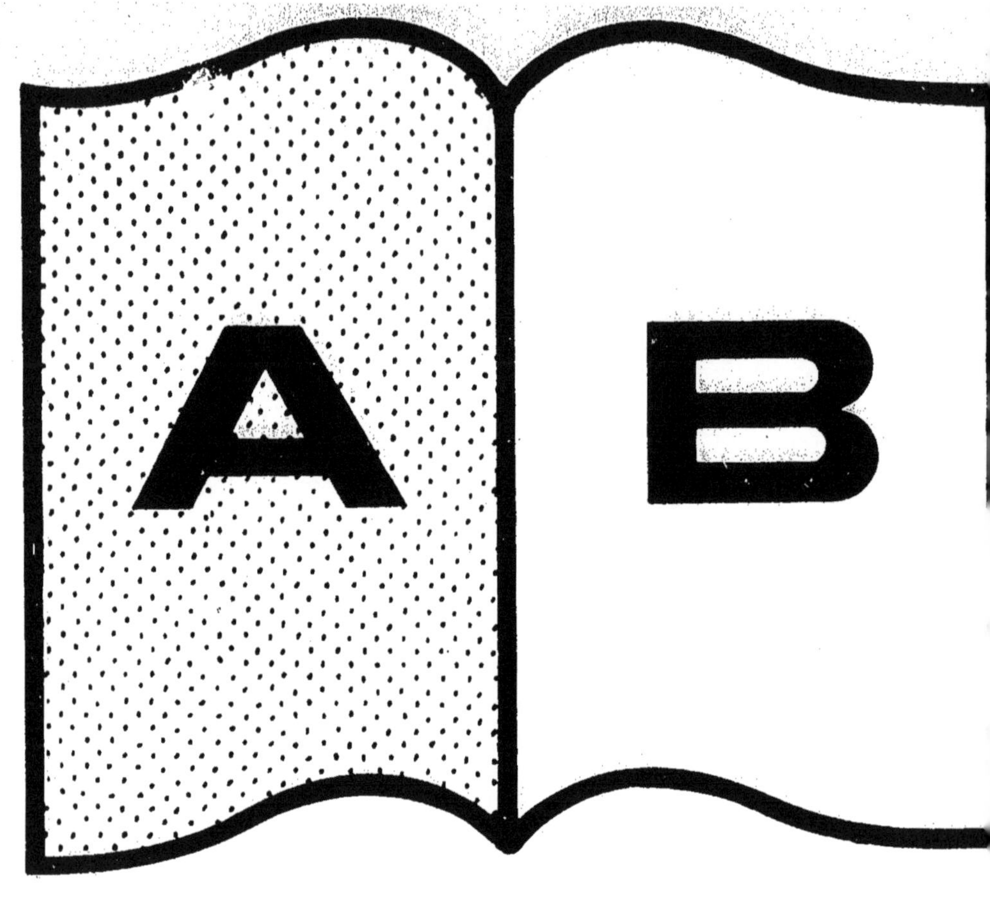

Contraste insuffisant

www.ingramcontent.com/pod-product-compliance
Ingram Content Group UK Ltd.
Pitfield, Milton Keynes, MK11 3LW, UK
UKHW020110200726
13856UKWH00002B/468